小児気管支喘息の患者教育

子どもと家族への健康心理学的アプローチ

飯尾美沙
Misa Iio

早稲田大学エウプラクシス叢書──005

早稲田大学出版部

**Patient Education on Childhood Asthma:
Health Psychological Approach for Children and Families**

IIO Misa, PhD, is an assistant professor at the College of Nursing, Kanto Gakuin University, Kanagawa, Japan.

First published in 2017 by
Waseda University Press Co., Ltd.
1-9-12 Nishiwaseda
Shinjuku-ku, Tokyo 169-0051
www.waseda-up.co.jp

© 2017 by Misa Iio

All rights reserved. Except for short extracts used for academic purposes or book reviews, no part of this publication may be reproduced, stored in a retrieval system or transmitted in any form whatsoever—electronic, mechanical, photocopying or otherwise—without the prior and written permission of the publisher.

ISBN978-4-657-17803-9

Printed in Japan

はじめに

　慢性疾患とは，恒久的，残存する障害，不可逆的な病的状態を特徴とし，リハビリテーションのための訓練や，長期にわたる観察やケアが必要な疾患を指す（WHO, 2003）。近年，わが国では医療技術の進歩だけでなく，生活環境や疾病構造の変化によって，慢性疾患患者が増加しており，慢性疾患の予防とともに慢性疾患患者へのケアが課題となっている。慢性疾患は死につながるだけでなく，後遺症が残ることや，症状によって生活の質（Quality of Life：QOL）が低下するなど，患者にもたらす影響は大きい。慢性疾患のなかでもアレルギー疾患は，国民の約2人に1人が何らかのアレルギー疾患に罹患しているといわれており，身近な慢性疾患といえる。国民病ともいわれるアレルギー疾患のなかには，急激な症状の悪化を繰り返すもの，重症化により死に至るものがあり，職場・学校などのあらゆる場面で患者の日常生活に多大な影響を及ぼしている。このような状況に鑑み，総合的なアレルギー疾患対策を推進するために，2015年に「アレルギー疾患対策法」が施行された。アレルギー疾患対策法は，「がん対策基本法」および「肝炎対策基本法」に並ぶ，厚生労働省所管の疾患関係の法律の1つであり，アレルギー疾患対策の必要性が高いことがうかがえる。

　アレルギー疾患は，気管支喘息（以下，喘息），アトピー性皮膚炎，アレルギー性鼻炎・結膜炎，食物アレルギーおよびアナフィラキシーなどがあり，小児期に発症することが多い。小児期において，子どもの3割が何らかのアレルギー疾患を有している（アレルギー疾患に関する調査研究委員会, 2007）。小児アレルギー疾患のなかでも小児喘息について，乳幼児期および学童期を合算した有病率は13～19％にのぼる（濱崎他監修, 2012）。

喘息患児の療養環境は，喘息治療薬の発展や少子化の進行などから 1980 年代ごろより様変わりし，長期入院を要さず，発作の初期治療や症状悪化に伴う入院を除き，多くの喘息患児は地域において家族とともに生活しながら外来治療によって喘息症状をコントロールすることが可能になった。その一方で，小児病棟の閉鎖・再編や入院期間の短縮化によって，急性期治療に重点が置かれ，患者教育や家族支援を入院中に実施する困難さが問題として浮き彫りになっている。

慢性疾患患者は，長期にわたる疾患に関する自己管理が求められ，自己管理行動を遂行するために，医療従事者による患者教育が実施されている。患者教育は，医療現場において入院患者および外来通院患者を対象に，患者―医療従事者間の相互関係のなかで実践されている教育的支援である。小児喘息において，医療従事者は，喘息患児が健常児と同じ水準の日常生活を送るために，治療行動の変容および継続を支援するための患者教育を行ない，QOL を向上させることが必要である (Schmidt et al., 1999)。しかしながら，わが国における小児喘息の患者教育では，患児およびその家族の自己管理行動の変容，および行動継続を見据えた支援が十分には実践されておらず，小児喘息の患者教育手法が確立していない (飯尾他, 2011)。また，慢性疾患を有する患児の自己管理において，行動継続に果たす心理的変数の役割は，多くの研究から示唆されているものの，わが国の小児喘息における心理的変数は明らかになっていない。

本書は，管理行動の継続を見据えた小児喘息の患者教育について，国内外を含めて現状を把握し，行動変容および行動継続に関連する心理的要因を含めて多面的に検討を行うとともに，情報通信技術 (Information Communication Technology：ICT) と行動科学の理論・モデルを取り入れた新しい患者教育法とその教育効果について，小児看護学および健康心理学の立場から提言を行なうものである。

本書の具体的な構成は，第 1 章において，慢性疾患患者に対する効果的

な患者教育について概説し，第2章では，小児喘息の患者教育の現状に触れる。第3章では，小児喘息の長期管理に関する心理指標を紹介し，第4章では，小児喘息の長期管理に影響を与える要因について紹介する。第5章では，国立成育医療研究センターアレルギー科を中心とした研究班「環境再生保全機構第8・9期環境保健調査研究（研究代表者：大矢幸弘医長）」が開発した小児喘息のテイラー化教育プログラムの開発過程を紹介する。テイラー化教育プログラムとは，ICTを用いて対象者個人にテイラー（適合）させた患者教育法であり，わが国の患者教育における初めての試みである。第6章では，第5章において開発したプログラムによる患者教育の効果について紹介し，第7章では，改良修正したプログラムの実用性評価結果を紹介する。第8章では，本書における研究成果と課題をまとめ，最終章では，小児慢性疾患の患者教育における今後の展望について概説する。

　患者教育に特化した書籍がきわめて少ない現状において，本書では，従来の患者教育の長所を活かしつつ，時代の一歩先を見据えた新しい患者教育法について，小児喘息が専門の方々に限らず，多くの専門職の方々に読んでいただけるように，必要な内容を詳細に記載するなど著者なりに配慮した。本書が，患者・家族の行動変容・継続を支援する患者教育のあり方を考え，実践するヒントになれば幸いである。

飯尾　美沙

目　次

はじめに……………i

第1章▶慢性疾患における患者教育……………1
第1節　患者教育……………1
第2節　慢性疾患における患者教育で用いられる
　　　　理論・モデル……………3

第2章▶小児気管支喘息の患者教育……………21
第1節　小児気管支喘息の概要……………21
第2節　小児喘息における患者教育の研究動向……………24
第3節　メディアを用いた小児喘息の患者教育……………36
第4節　わが国における小児喘息の患者教育に関する課題……………56
第5節　本書の目的……………58

第3章▶小児喘息の患者教育効果を評価する
　　　　心理指標の開発……………63
第1節　喘息患児の長期管理に果たすセルフ・エフィカシー（SE）
　　　　の役割（調査1）……………63
第2節　保護者が行なう子どもの喘息長期管理に果たす
　　　　セルフ・エフィカシー（SE）の役割（調査2）……………69

第4章▶小児喘息の長期管理行動に影響を与える要因……………79
第1節　先行研究の知見による小児の喘息管理行動に
　　　　影響を与える要因……………79
第2節　喘息患児の長期管理行動に影響を与える
　　　　要因の検討（調査3）……………83
第3節　保護者が行なう喘息長期管理行動に影響を与える
　　　　要因の検討（調査4）……………89

第5章 ▶ 小児喘息テイラー化教育プログラムの開発 ……103
- 第1節　小児喘息テイラー化教育プログラムの開発 ……103
- 第2節　プログラムのパイロットスタディ ……124

第6章 ▶ テイラー化教育プログラムの効果の検証 ……133
- 第1節　就学期の喘息患児を対象としたプログラムの教育効果の検証（介入研究1）……133
- 第2節　患児を対象としたプログラム内容の評価（調査7）……156
- 第3節　乳幼児期の喘息患児の保護者を対象としたプログラムの教育効果の検証（介入研究2）……161
- 第4節　保護者を対象としたプログラム内容の評価（調査8）……179

第7章 ▶ テイラー化教育プログラムの改良修正および評価 ……185
- 第1節　テイラー化教育プログラムの改良修正 ……185
- 第2節　患児用修正版プログラムの評価（調査9）……194
- 第3節　保護者用修正版プログラムの評価（調査10）……205
- 第4節　医療従事者による修正版プログラムの評価（調査11）……211

第8章 ▶ 小児喘息患者に対する患者教育の成果および課題 ……215
- 第1節　本書における研究で得られた知見の要約 ……215
- 第2節　患児および保護者対象の患者教育における研究知見の融合 ……219
- 第3節　小児喘息の患者教育における今後の展望 ……223

第9章 ▶ 本書のまとめ ……229
- 第1節　慢性疾患の患者教育における今後の展望 ……229
- 第2節　本書の患者教育研究・実践への貢献 ……234

あとがき……………237
引用文献……………241
索　　引……………265
英文要旨……………267

本書は，飯尾（2013）早稲田大学学位審査論文 博士（人間科学）「小児気管支喘息患者を対象としたテイラー化教育プログラムの開発および効果の検証」（研究指導教員：竹中晃二）をもとに，書籍刊行を目的として大幅に加筆・修正したものである。

第1章
慢性疾患における患者教育

　小児気管支喘息の患者教育について議論する前に，患者教育の基本事項を押さえ，効果的な患者教育の実践に必要な知識について整理しておきたい。慢性疾患患者は，服薬管理などの自己管理行動を長期にわたって継続することが求められる。しかしながら，慢性疾患患者にとっては，患者教育を受けたとしても，日々の生活のなかで自己管理行動を開始し，継続・習慣化することは容易なことではない。そのため，医療従事者は，単に疾患の知識・情報を提供するだけでなく，患者の行動変容・行動継続をもたらす効果的な患者教育を実践していく必要がある。人の行動を変容させるための行動科学の理論・モデルを整理しておくことは，医療従事者が効果的な患者教育を検討するうえで指針となるであろう。
　第1章では，慢性疾患における患者教育の定義・基本事項を再確認し，慢性疾患の患者教育において用いられる理論・モデルについて概説する。

第*1*節　患　者　教　育

　患者教育は，医療現場において入院患者および外来通院患者を対象に，患者─医療従事者間の相互関係のなかで実践されている教育的支援である。

MacVan（1989 武山訳，1990）によると，患者教育とは，患者の行動や態度に目に見える「変化」をもたらすことをねらいとする「積極的」な「プロセス」と定義されている。「積極的」という言葉は，患者が関与する必要性を示しており，「プロセス」とは，患者がいまの健康状態を維持・向上させるにはどのようにしたらよいかを学ぶための援助を目的とした，一連の継続的行為または出来事を意味する。そして，「変化」とは，新しい知識や技術，新しい価値観，および信条を習得することをいう（MacVan，1989 武山訳，1990）。すなわち，患者教育においては，患者の行動や態度の変容を促すための支援が重要といえる。

患者教育の先進国といわれる米国において，患者教育が保健医療の重要な要素として認識され始めたのは1850年代である。1970年代には教育者の養成学会も設立され，多くの慢性疾患の患者教育プログラムの開発や，医療従事者への支援を行なっている。一方，わが国における患者教育は，まだ50年程度と歴史が浅く，患者教育が始まった当初は，伝染病予防のための健康教育活動が行なわれていた。以後，公衆衛生の知識の拡大や慢性疾患患者の増加などによって，自分の健康管理は自分で責任を負うという考え方にシフトしてきた背景がある。

患者教育は，患者の自己管理を促す援助として一定の効果を収めているものの，約半数の患者は，たとえ教育を受けたとしても望ましい管理行動を継続できていないことが報告されている（石井，1999）。Dey & Bloom（2005）およびRand（2005）によると，指示どおりの服薬ができている症例は，全体の50％前後しかないことが報告されている。このような問題に加え，医療臨床場面における患者教育では，医療従事者側からの「指導型」による情報および知識提供が多くを占めている（小平，2007）。さらには，患者教育を担う看護師の能力や実践知の不足，看護基礎教育における患者教育についての学習不足も問題となっている。

患者教育には，その実践・継続性を表す「コンプライアンス」と「アド

ヒアランス」という2つの用語がある。前者は，患者が医師や看護師の指示をどの程度実践できているか，すなわち患者の「従順度」を示す用語として医療従事者によって頻繁に使用されてきた。一方，後者は，前者と同様に患者における行動の実践度合いや継続性を意味する用語であるが，肯定的な健康関連の結果を導く一連の活動が継続し，随意的かつ自由選択的な過程（Meichenbaum et al., 1987）と定義される。現在では，「コンプライアンス」の考え方ではなく，患者自身が責任をもって主体的に治療を進めていく「アドヒアランス」の考え方が主流となっている。最近では「アドヒアランス」の考え方に加え，患者と医療従事者のパートナーシップに主眼を置いた「コンコーダンス」という概念も使用されるようになった。疾患に限らずアドヒアランスは，治療アウトカムに関係する唯一修正可能な重要要素であり，ベストな治療であってもアドヒアランスが不良であれば治療効果はない（WHO, 2003）。これらの概念を踏まえ，患者教育においては，患者のアドヒアランスを向上させる支援が重要であるといえる。

第2節　慢性疾患における患者教育で用いられる理論・モデル

理論・モデルは，すべてが万能ではないものの，我々がどのように対象者にアプローチするかを明確にしてくれるものである。先にも述べたように，行動変容・行動継続をもたらす患者教育には，疾患に関する知識・情報の提供にとどまらず，行動科学の理論・モデルの適用が必要である。Redman（2004）は，慢性疾患の自己管理教育に必要な理論として，1）社会的認知理論，2）健康信念モデル，3）問題解決法，4）計画的行動理論，および5）トランスセオレティカル・モデル，の5つの行動科学の理論・モデルを挙げている。また，WHO（2003）によると，基本的な行動理論および行動変容モデルの理解は，すべての慢性的な疾患の状態に対す

る治療のアドヒアランスに関連するとともに，疾患特異的なアプローチよりも有益であるといわれている。すなわち，行動変容に至るメカニズムの理解が，アドヒアランスを向上させる支援につながるといえる。WHO (2003) に掲載されている行動理論・行動変容モデルは，1) 学習理論，2) 健康信念モデル，3) 社会的認知理論，4) 計画的行動理論，5) 情報動機づけ行動スキルモデル，6) 自己制御モデル，および7) ステージモデル，の7つを挙げている。患者教育の実践において，どの理論・モデルを適用するかを判断するためには，それぞれの理論・モデルの特徴を把握し，理解する必要がある。次項では，上述したうちから1) 学習理論，2) 社会的認知理論，3) 健康信念モデル，4) 問題解決法，5) 計画的行動理論，6) トランスセオレティカル・モデル，7) 情報動機づけ行動スキルモデル，および8) 自己制御モデル，の8つの理論・モデルについて簡略的に紹介する。続いて，慢性疾患における患者教育への理論・モデルの適用について概説する。

1　慢性疾患における患者教育で用いられる理論・モデル
(1)　学 習 理 論

学習理論 (Learning Theory：LT) では，行動の影響のメカニズムとして，正・負の強化の重要性を強調している。特にオペラント学習は，最も基本的であるが説得力のある行動学習理論である。Skinner (1938, 1956) は，ラットやハトを被験体として強化の原理に関する多くの研究を行ない，行動が好ましい結果をもたらす (動物の快状態や生存に寄与する) とき，その行動は同じような場面で前よりも繰り返し起きやすくなることを立証した (図1-1)。強化の原理は，最初動物実験で系統的に実証されてきたが，人間の行動にも影響を及ぼす自然なプロセスであることが明らかにされた (Miltenberger 大石訳, 2008)。

強化とは，ある行動が生起し，即時の結果事象が後続し，その結果，そ

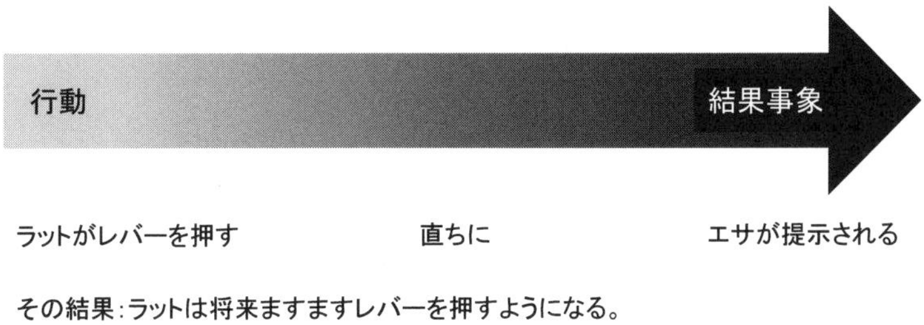

```
行動                              結果事象
```

ラットがレバーを押す　　　　直ちに　　　　エサが提示される

その結果：ラットは将来ますますレバーを押すようになる。

図 1-1　Skinner, B.F. のラットによる強化の実験例
(出所)　Miltenberger, R.G. 大石訳（2008）p.59。

の行動が強められる（その人が将来再びその行動をしやすくなる）ことであり（Miltenberger 大石訳, 2008），強化によって強められる行動は，オペラント行動と呼ばれる。正の強化とは，ある行動が生起し，それに後続してある刺激が出現したり，ある刺激の強さが増した結果，その行動が強められることを指し，負の強化は，ある行動が生起し，それに後続して，ある刺激が撤去されたり，ある刺激の強さが低下し，その行動が強められることを指す（図1-2）。正の強化も負の強化も，どちらも行動を強めるプロセスであり，どちらもその行動が将来生起する可能性を高めるものである（Miltenberger 大石訳, 2008）。正の強化と負の強化の違いは，行動に後続する結果事象の性質だけである。強化は常に，行動に及ぼす効果によって定義される（Skinner, 1958）。

(2)　社会的認知理論

　社会的認知理論（Social Cognitive Theory：SCT）は Bandura（1986）によって体系化された理論であり，1）人の行動，2）認知，および3）社会・物理的環境という3要因が相互に影響し合うことを強調している（図1-3）。

　社会的認知理論の構成概念には，1）セルフコントロール，2）観察学習，3）セルフ・エフィカシー（自己効力感, Self-Efficacy：SE），および

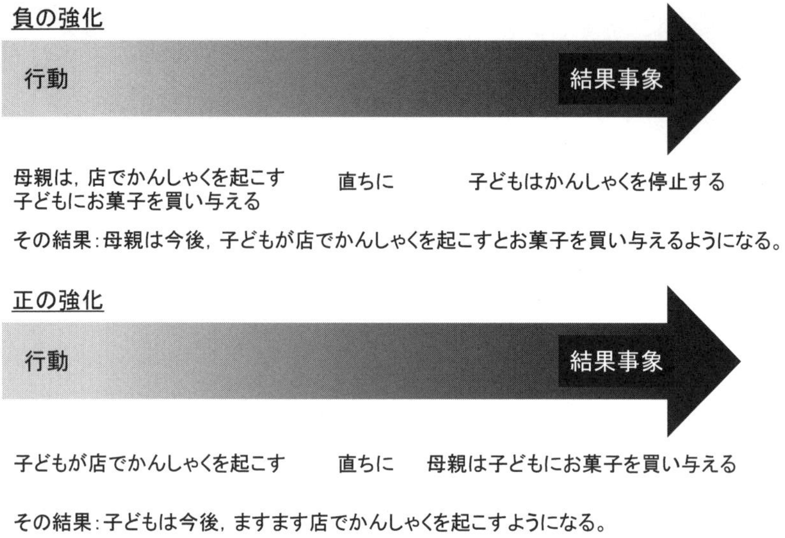

負の強化
行動
結果事象
母親は，店でかんしゃくを起こす子どもにお菓子を買い与える
直ちに
子どもはかんしゃくを停止する
その結果：母親は今後，子どもが店でかんしゃくを起こすとお菓子を買い与えるようになる。
正の強化
行動
結果事象
子どもが店でかんしゃくを起こす
直ちに
母親は子どもにお菓子を買い与える
その結果：子どもは今後，ますます店でかんしゃくを起こすようになる。

図 1-2　正の強化と負の強化の例

（出所）　Miltenberger, R.G. 大石訳（2008）p.65 より改変。

行動
認知
環境

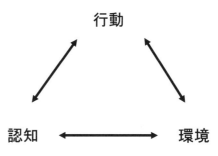

図 1-3　社会的認知理論の構成概念

（出所）　Bandura（1986）.

4）強化（報酬と罰の除去），の4つがある（竹中，2008）。

　1つ目のセルフコントロールとは，セルフモニタリングと目標設定の2つの技法から成っている。セルフモニタリングは自己の生活を見直す習慣をつけさせ，その内容に気づかせることを目的としている。目標設定は，モニタリングができる習慣が形成された後に，記録をもとに自分自身で目標を設定することである。

　2つ目の観察学習は，プログラム参加者にグループワークを行なわせ，高度に実践し継続できている人の経験を他の構成員に聞かせるなど，他人の成功を観察学習させていく方法である。

　3つ目のSEは，行動の強化，さらには行動を継続させるためにきわめて重要な概念で，ある具体的な状況である課題に対して適切な行動を成功裡に遂行できるという予測および確信である。Bandura（1977）はSEに影響を与える4つの情報源を明らかにしている。それらは，1）遂行行動の達成，2）代理的体験，3）言語的説得，および4）生理的・情動的喚起である。「遂行行動の達成」は，ある行為を行なうことに対する過去の成功体験や失敗体験を指す。「代理的体験」とは，先述した観察学習と同様に，他人の成功や失敗の様子を観察することによって，代理性の経験をもつことである。「言語的説得」は，指導者などから言語という形で影響を受けることによって得られるもので，「できる」という自信をもたらせるような他人からの教示，または確認を指す。最後の「生理的・情動的喚起」は，人々の能力，強度や機能について身体各部から感じ取ること，そしてそれらの情報から自分が上達したことを感じ取ることである（竹中，2008）。プログラムの実施にあたっては，これら4つの情報源を積極的に盛りこむことで，対象者のSEの向上に大きな効果が期待できる。

　4つ目の構成概念である強化は，行動に伴って表れる結果に報酬を与えることによって，その行動を起こしやすくすることである。報酬とは逆に，行動を妨げている罰（バリア要因）を取り除いて，その行動を起こしやす

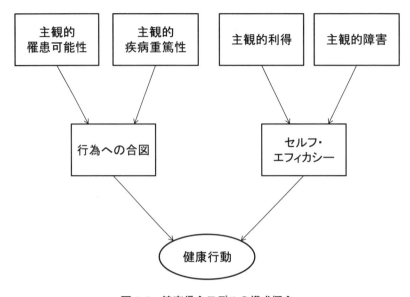

図1-4　健康信念モデルの構成概念

くすることも強化に含まれる（竹中，2008）。強化を引き起こす状況・環境の設定や，罰を取り除く工夫が必要である。

(3) 健康信念モデル

　健康信念モデルは，Rosenstock（1966）によって提唱され，後にBecker（1974）によって発展した理論であり，人が物事に対して抱く思いや信条を説明している。本モデルは，リスク学習理論とも呼ばれ，人々がなぜ病気の発見や予防を目的とした行事やプログラムに参加しないのかを説明している。本モデルでは，図1-4・表1-1に示す1) 主観的罹患可能性，2) 主観的疾病重篤性，3) 主観的利得，4) 主観的障害，5) 行為への合図，および6) セルフ・エフィカシー（SE），の6つの信念が，続く行動の実行可能性を増加させる。

　人々が各種健診の受診など「検出行動」を実施するためには，対象者に対して重篤な病気にかかるリスクが高いことを気づかせ（主観的罹患可能

表1-1 健康信念モデルにおける6つの信念

信念	意味
主観的罹患可能性	「両親や親戚にがんにかかった人が多い」など,自分が特定の病気にかかったり,健康が阻害される可能性が高いという思い
主観的疾病重篤性	「肺がんはとても怖い病気だ」というように,特定の病気や健康問題の程度が重篤である,あるいは生命を脅かすという思い
主観的利得	「運動すると生活習慣病の予防になる」など病気への罹患,および死亡の危険度を減少させるために行なう行為を採択する利得感
主観的障害	「たばこをやめるとイライラするし,体重も増える」というように,推奨行為を採択することに対するコストや妨害についての思い
行為への合図	糖尿病と診断された近隣住人の存在や,マスメディアキャンペーンのように,推奨されている行動の重要性を知らしめる公衆イベントや社会的イベント
セルフ・エフィカシー (SE)	他人からの援助がわずかしかない,また援助が全くない状態で,推奨されている行動を実践し,また継続する自信

性,主観的疾病重篤性),健診を受けることによって得られる利得(主観的利得)が,「時間がない」など受診行動を妨害する要因や「何か見つかったら嫌だから」という否定的感情(主観的障害)を上回るように工夫する必要がある(竹中,2008)。そのうえで,対象者に健診の存在を知らせ,健診の場所や時間帯を工夫するなどして受診機会を多くし(行為への合図),「これなら受けてみようかな」という気持ち(SE)にさせる(竹中,2008)。

(4) 問題解決法

問題解決法は,D'Zurilla(1986)によって提唱されたモデルであり,問題の内容がいかなるものであっても,問題の解決に向けて状況に対処していくのに役立つ,いわば,「考え方の枠組み」である。問題を解決する力を身につけることによって,問題の内容にかかわらず,状況を把握し,目標を定め,少しずつ目標へ近づく変化を起こし,やがて問題の解決に向かう。

本モデルでは,問題解決スキルには,1)問題を認識し明確化する,2)代替の解決策をいくつか挙げる,3)どの解決策を試すか意思決定を

する，および4) 解決策を遂行し，評価するという4つのステップ（過程）があり，それぞれの過程は，人々が抱える問題を解決に導き，成功体験を積むことで問題解決の力が養われると強調されている（D'Zurilla & Nezu, 2006)。

(5) 計画的行動理論

態度とは，対象（刺激）と行動（反応）との間を仲介する媒介変数であり，行動しよう，あるいは行動を避けようとする心的な心構えをいう（橋本，2005）。態度に関する研究においては態度と行動の不一致の問題が生じ，この矛盾を解決するために，行動を説明する理論として提示されたのがAjzen (1980) の計画的行動理論 (Theory of Planned Behavior : TPB) である。本理論は，人々がある行動を行なうために，その行動を行おうと目指す「意図」の強さが行動を行なう際の決め手となることを説明している（竹中，2008）。行動を行おうとする意図を増強する要因としては，1) 態度，2) 主観的規範，および3) 行動の統制感の3要因がある（図1-5）。

1つ目の態度は，行動，人，概念やアイデアに向かう肯定的，あるいは否定的な感情や感覚を指し，もしその行動を行なったらどんなによい結果が生じるかという思いによって決まる（竹中，2008）。2つ目の主観的規範は，行動を遂行することに対する社会的プレッシャーを指し，「他者の期待に対する信念」と「他者の期待に従おうとする動機づけ」によって測定される（橋本，2005）。最後の行動の統制感は，行動の遂行に対する容易さと困難さについての信念であり，できる・できないという自信（SE）である。

(6) トランスセオレティカル・モデル

トランスセオレティカル・モデル (Trans Theoretical Model : TTM) は，Prochaska et al. (1992) によって提唱された，行動変容に関する包括的な理論である。TTMは「ステージ理論」や「ステージモデル」とも称され，それぞれのステージにマッチした働きかけやアプローチを行なうよう

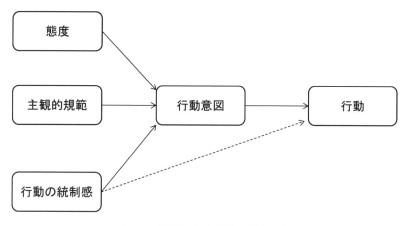

図1-5　計画的行動理論の構成概念
（出所）　Ajzen（1980）．

に構成されている（竹中，2005）。TTMの構成概念として，1）変容ステージ，2）変容プロセス，3）意志決定バランス，および4）セルフ・エフィカシー（SE）の4つがあり，これら4つの構成概念は，健康行動の「説明」モデルとして用いられている（図1-6）。

　変容ステージは，健康行動を変容させようとするレディネス（準備性）と，実際の行動による前熟考ステージから維持ステージまでの5ステージに分類され，それぞれのステージが次のステージに移行する際に用いられるものが行動変容プロセスと呼ばれる。変容ステージは，(a) 前熟考：これから6ヵ月以内に行動を変えようとする意図がない，(b) 熟考：これから6ヵ月以内に行動を変化させる意図がある，(c) 準備：1ヵ月以内に行動を変化させるために実行する意図をもっている，(d) 実行：すでに行動変容を行なってきているが，その期間が6ヵ月に満たない，および (e) 維持：6ヵ月以上健康的な行動を維持している，の5ステージ，あるいは (f) 完了：その行動を変化させて5年間継続している，を加えた6ステージに分類される（竹中，2005）。行動変容プロセスとは，人の

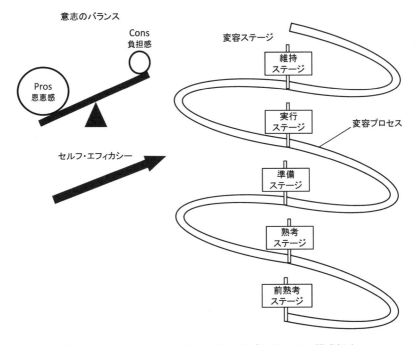

図1-6 トランスセオレティカル・モデルの4つの構成概念
(出所) 竹中 (2005) をもとに改変。

行動を変容させるときに，個人がもつ考え方や，経験するさまざまな感情，および周囲の人や環境へ働きかける際に利用する方略である。この行動変容プロセスは，1) 意識の高揚，2) ドラマティック・リリーフ，3) 自己再評価，4) 環境的再評価，および5) 社会的解放の認知的方略5つと，1) 反対条件づけ，2) 援助関係，3) 強化マネジメント，4) 自己解放，および5) 刺激コントロールの行動的方略5つに分類される（表1-2）。

　TTMの3つ目の構成概念である意志決定バランスは，意志のバランスという考え方の基礎を形づくった意志決定理論（Janis & Mann, 1977）から見いだされたもので，その行動を行なうことによる恩恵感（Pros）とその行動に伴う負担感（Cons）の2要因がある。TTMの最後の構成概念は，

表1-2 トランスセオレティカル・モデルにおける変容プロセス

プロセス	定義
【認知的方略】	
意識の高揚	その人が新しい情報を探すことや，問題行動に関する理解やフィードバックを得るための努力
ドラマティック・リリーフ	変化を起こすことに関する情動的様相，しばしば問題行動に関係する激しい感情的経験を伴う
自己再評価	問題行動に関してその人が見積もる情動的および認知的な価値の再評価
環境的再評価	問題行動がどのように物理的・社会的環境に影響を与えているのかをその人が考えたり，評価すること
社会的解放	代替行動をとること，問題行動のないライフスタイルの促進が社会でどのように進んでいるかをその人が気づくことや，利用の可能性を探り，受容すること
【行動的方略】	
反対条件づけ	問題行動への代替行動
援助関係	問題行動を変化させる試みの最中に，気遣ってくれる他者の援助を信頼し，受諾し，使用すること
強化マネジメント	問題行動を制御したり，維持する際に随伴する内容を変化させること
自己解放	問題行動を変化させるために行なう，その人の選択や言質のこと。誰もが変化できるという信念を含む
刺激コントロール	問題行動のきっかけとなる状況や他の原因を制御すること

（出所）　竹中（2008）p. 52 をもとに改変。

先の理論・モデルにおいてもたびたび用いられている SE であり，TTM における SE の構成概念には，自信と誘惑の2つがある。自信は，人が逆戻りすることなしに状況的要求に反応できると感じるレベルを指し，誘惑は，ストレスフルな状況において，危険な行動に自分がかかわりあう衝動に駆られることを指す。

　図1-7はTTMの構成概念間の理想的な関係を示したものであるが，変容プロセスは特定の行動に伴って変化すること，また図に示した構成概念間の関係は，一般的な全体像を表しているにすぎない。

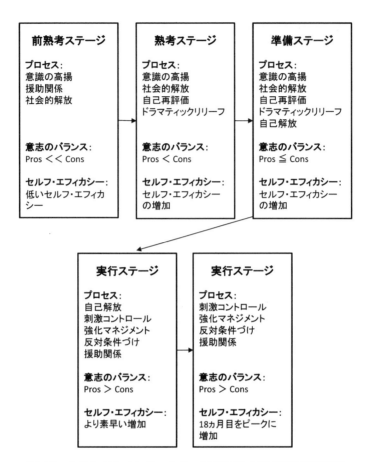

図 1-7　トランスセオレティカル・モデルの 4 構成概念間の関係
(出所)　竹中（2005）p. 46。

(7)　情報動機づけ行動スキルモデル

　情報動機づけ行動スキルモデル（Information Motivation Behavioral skill Model：IMB model）は，Fisher & Fisher（1992）が提唱したモデルで，情報と動機づけが行動スキルに影響を与え，さらに行動変容へとつながることを説明している（図 1-8）。

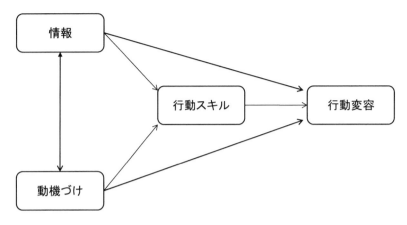

図1-8 情報動機づけ行動スキルモデルの構成概念
(出所) Fisher & Fisher (1992).

　情報は，病気の発症や経過，疾病管理のための効果的な方法を含む基本的な知識を指し，動機づけは，アドヒアランス行動に向かう個人の態度，行動や患者の主観的規範に対するソーシャルサポートへの気づき (perceived)，および同じ症状を有する他人の行動への気づき (perception) を包含するものである。行動スキルは，ソーシャルサポートを得ることや自己制御といったアドヒアランス行動を実施するための，特別な行動ツールや行動方略である。

　自己についての気づき (perception) と現実の知覚が変化することにより，行動も変容するといわれている。

(8) **自己制御モデル**

　自己制御 (Self regulation) は，目標に向けて自らの思考・感情・行動などを調整する一連のプロセスを指し，自己制御モデルは，環境要因と健康上の脅威に対する個人の認知的反応を統合したものである (Leventhal et al., 1998；Leventhal et al., 2001)。自己統制 (Self control) は，自己制御の下位概念とされ (Hofmann et al., 2012)，長期的・抽象的な目標への動機づけと，近接的・具体的な目標への動機づけとの間で生じる葛藤を解

消し，長期的・抽象的な目標に従った行動を促すプロセスをいう（Fujita, 2011）。

本モデルの本質は，患者（健康上の脅威または病気になる患者）の認知的概念を中心としており，病気について患者がもっている考え方および病気の対処は，健康上の脅威と行動との間を媒介しているといわれる。近年の実証研究においては，アドヒアランスを予測する際に，病気に対する認知を理解する重要性が支持されている（Scharloo et al., 1998 ; Kaptein et al., 2001 ; Schmaling et al., 2001）。

2　慢性疾患における患者教育への理論・モデルの適用

患者教育に限らず，さまざまな健康行動や問題行動に対して，行動科学の理論・モデルが適用されている。その例を示すと，健康信念モデルは，これまで検診受診率の向上を目的とした介入研究や，がん予防のための健康行動の促進を目的とした介入研究などが中心であった。近年，健康信念モデルを適用させた介入研究は，慢性閉塞性肺疾患（COPD）患者への教育介入研究（Wang et al., 2014），糖尿病患者のセルフマネジメントの促進を目的とした研究（Jalilian et al., 2014），肺結核患者の治療アドヒアランスの改善を目的とした研究（Tola et al., 2016）など，患者教育領域での適用としてアドヒアランスの向上を目的とした研究（Jones et al., 2014）も存在する。

TTMは，喫煙やアルコール依存の分野での適用が始まりである。その後，身体活動や食行動を中心とした健康行動にTTMを適用している研究，ストレスマネジメントへの適用や，服薬アドヒアランスへの適用（Willey, 1999），さらには糖尿病患者の自己管理への適用（Salmela et al., 2009）など，幅広い分野においてTTMが適用されている。社会的認知理論は，第2章において詳述するが，分野や疾病を問わず比較的適用しやすい理論であり，身体活動などの健康行動や患者教育領域において適用した研究が

散見される。その他，計画的行動理論，自己制御モデル，問題解決法の理論・モデルを適用させた研究も散見される。情報動機づけ行動スキルモデルは，HIV/AIDSにおける服薬行動に関連して提唱されたモデルであり，HIV/AIDS分野での適用（Fisher et al., 1996）が多い。

　Clark & Valerio（2003）は，自己制御モデルを慢性疾患管理における重要なモデルに位置づけており，図1-9に示すモデルを提唱している。患者が自己制御を維持する（保つ）ためには，患者の習慣や恐怖，伝統などの医療従事者による観察に基づく判断が重要であり，行動変容のためには患者個人の適切な努力も要する。図1-9について，内的・外的要因は，目標・エンドポイントの達成や，患者が疾患管理方略（身体的・社会的環境の改善を含む）を始めるための重要な要因である。プロセスにおける1つの反応は，結果予期を生む決定因となる。プロセスにおけるその他の反応として，行動を継続することによる自信（SE）を生み出す。観察・判断・反応を繰り返すことで，時間とともに疾病管理方略の改善や患者個人の目標の修正を導くとされている（Clark & Valerio, 2003）。図1-9に示したモデルは，小児喘息患者で適用を確認している（Clark et al., 2001）。

　慢性疾患における患者教育への理論・モデルの適用にあたり，理論・モデルを患者に当てはめるだけの取り入れ方では，患者の行動変容には至らない。そのため，効果的に理論・モデルを適用することが求められる。先にそれぞれの理論・モデルへの適用事例を紹介したが，集団・個人の特徴や，行動の特徴，疾病の特徴により，よく当てはまるものとそうでないものがある。例えば，喘息の場合，喫煙行動やストレスマネジメントなど，適用事例の多い行動にフォーカスしたものであればTTMの適用が可能であるが，その他のセルフマネジメント行動へのTTMの適用は困難といえる。慢性疾患における患者教育への理論・モデルの適用にあたっては，疾患の特徴を説明しうる理論・モデルを選択することが必要である。また，患者に当てはめるだけの取り入れ方ではなく，患者の背景やニーズなどの

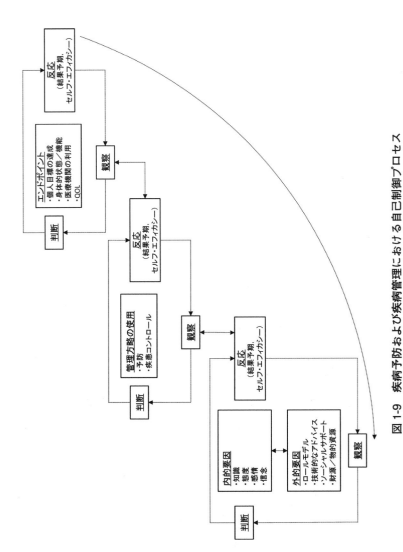

図1-9 疾病予防および疾病管理における自己制御プロセス

(出所) Clark & Valerio (2003) より改変。

さまざまな特徴を捉えたうえで，効果的に理論・モデルを適用していくことが求められる。

第2章
小児気管支喘息の患者教育

　本章では小児気管支喘息(以下,小児喘息)の基本事項を押さえ,小児喘息における患者教育の必要性について整理をしておきたい。また,わが国における小児喘息の患者教育は,諸外国よりも20年遅れているといわれ,その差は研究数と研究内容からみても明らかである。そこで,行動継続を支援する小児喘息の患者教育について,諸外国の研究知見を中心に,その特徴と概要を整理する。

　第2章では,小児喘息の定義・治療などを再確認し,小児喘息患者の行動継続を支援する患者教育について概説する。

第 *1* 節　小児気管支喘息の概要

1　小児喘息の定義,および重症度

　小児喘息は,気道の慢性炎症を主病態とし,それに何らかの要因(例えば,ダニ抗原,気候,運動,その他の外的刺激など)が加わることによって,発作性に気道狭窄(喘息発作)が起こり,喘鳴や呼気延長,および呼吸困難を繰り返す疾患である。これらの臨床症状は,自然に,あるいは治療によって軽快,消失するが,ごく稀には致死的となる。

表 2-1 『小児気管支喘息治療・管理ガイドライン 2012』における重症度分類

重症度	JPGL2012 での小児における症状
間欠型	症状：軽い症状数回／年 短時間作用性 β_2 刺激薬頓用で短時間で改善し，持続しない
軽症持続型	症状：軽い1回／月～1回／週 時に呼吸困難，日常生活障害は少ない
中等症持続型	症状：軽い1回／週～1回／日 時に大・中発作となり，日常生活が障害される
重症持続型	症状：毎日週に1～2回大・中発作となり日常生活が障害される 治療下でもしばしば増悪する
最重症持続型	重症持続型の治療を行っても症状が持続する しばしば時間外受診し，入退院を繰り返す 日常生活に制限がある

（出所）　濱崎他監修（2012）p.22。

　小児喘息は，ある期間にどの程度の喘息症状がどのくらいの頻度で生じたかによって，重症度が分類される（濱崎他監修，2012, p.22）。重症度は，表2-1に示すように「間欠型」「軽症持続型」「中等症持続型」「重症持続型」および「最重症持続型」の5つに分類される。小児喘息の薬物治療を考慮する際には，小児喘息の重症度分類と，治療ステップの双方を検討することが求められる。一般的に間欠型喘息は，長期的かつ継続的な治療を必要としない。他方，持続型喘息の治療は，吸入ステロイド薬，および抗アレルギー薬を中心とする長期管理薬の長期的服用が必要である。しかしながら，喘息患児やその家族が疾患を抱えながら日常生活を営むなかで，長期にわたる薬物治療を中心とした自己管理行動を継続することは容易なことではなく，しばしば治療の中断という問題が生じている。また，患者の行動が医療従事者の提供した治療方針に同意し一致するというアドヒアランス（WHO, 2003）の低下も問題となっている。治療中断や低アドヒアランスの背景としては，喘息が咳嗽および喘鳴などの発作徴候や，喘息発作の出現が断続的であるために，発作出現時にのみ喘息であると認識する，すなわち，ノーシンプトム＝ノーアズマ（no symptoms = no asthma)と認識しているケースが多いためと考えられている（Halm et al., 2006 ; Ulrik et al., 2006）。

2　小児喘息の治療および管理

　軽症持続型以上の重症度における小児喘息の治療目標は，発作が起こってから対処する治療ではなく，予防的な治療によって発作をなくし，まったくハンディのない健常児と同じ水準の日常生活を送れるようにすることである（濱崎他監修，2012, p.200）。すなわち，喘息治療は，無症状状態を長期に維持し，呼吸機能や気道過敏性の改善，QOLの向上を図り，最終的には寛解・治癒に至ることを目標としている。日常の治療目標は，昼夜を通じて症状がないという「症状のコントロール」「呼吸機能の正常化」および「QOLの改善」の3点であり，日常の治療目標の達成が，患児の喘息の寛解・治癒につながる。したがって，小児喘息の長期管理においては，真の重症度を見極め，その重症度に応じた治療ステップによる抗炎症治療の継続，および発作時の適切な対処が必要である。

　『小児気管支喘息治療・管理ガイドライン2012（以下，JPGL）』（濱崎他監修，2012）において，病状（喘息症状のコントロール状態）を的確に把握する小児喘息長期治療管理の判定法として，日本小児喘息コントロールプログラム（Japanese Pediatric Asthma Control Program：JPAC），および小児喘息コントロールテスト（Childhood Asthma Control Test：C-ACT）が紹介されている。先のJPACを用いた調査によると，わが国の小児喘息のコントロール状態は，完全コントロール者が3〜4割，コントロール良好者が3〜4割，およびコントロール不良者が2〜3割であることが報告されている（高橋他，2012 ; 磯崎他，2009）。また，外来通院している喘息患児の現状として，最近1年間において予定外受診をした小児喘息患者の割合は41％，学校における欠席は47％，および日常生活において夜間睡眠障害や活動制限などの障害を感じた患者は47％と報告されている（足

立他，2006；足立他，2008）。わが国における日常の治療目標の1つに，症状のコントロールが挙げられているものの，完全コントロール者は全体の3～4割であり，小児喘息患者のおよそ半数は，日常生活において多少の支障があるにもかかわらず，治療内容の見直しや教育を受ける機会を逃している可能性が懸念される。

3 小児喘息の原因

小児期における喘息の原因は，ダニやペットの毛，ウイルス，および受動喫煙などのアレルゲンによるものが一番多い。したがって，アレルゲン対策として環境整備を行なうことは，喘息患児および家族自らが唯一行なうことのできる根治療法であり，薬物治療とともに長期管理における自己管理の1つとして位置づけられている。喘息治療における長期管理について，JPGL2012（濱崎他監修，2012）では「長期管理は薬物治療のみで構成されるものではなく，環境整備や教育活動と一体で進めるべきである」と指摘している。

以上のように，喘息治療における管理行動は，長期的な薬物治療，および環境整備行動が中心である。喘息治療は，患者に適切な処方や指示を出すだけでは不十分であり，患者側が受け入れ，実行しなければ期待した効果は得られない。そのため，医療従事者による患者教育が重要な役割を果たす。

第2節 小児喘息における患者教育の研究動向

小児喘息における患者教育は，1970年代から患者教育プログラムの開発がなされ，1980年代より無作為化比較対照試験（Randomized Control Trial：RCT）による患者教育研究が展開されてきた。そこで，小児喘息に

おける患者教育の研究動向について，国内外の知見を概観する。

1　わが国における小児喘息の患者教育

わが国における小児喘息の患者教育に関する介入・事例研究の動向を概観する目的で，文献レビューを行なった。2011年までに公刊されている，小児喘息の患者教育の介入研究または事例研究について国内の24編の論文を収集した。本項では，1) 文献数の年次推移，2) 小児喘息の患者教育に関する介入研究の概要，および3) 小児喘息の患者教育に関する事例研究の概要，の3つの視点に分けて検討した。

(1)　文献数の年次推移

文献の刊行年からみた動向（表2-2）として，2007年が6編と最も多かった。また，2007年以降の5年間で発表された論文が11編（50.1%）であった。2006年は『小児気管支喘息治療・管理ガイドライン2005』の改訂によって，わが国の小児喘息のガイドラインで初めて患者教育の章が設けられた年であり，ガイドラインの改訂発刊を機に，患者教育の重要性の認識が高まったためと考えられる。

表2-2　わが国における小児喘息の患者教育に関する文献数の年次推移

発表年	1999	2000	2001	2002	2003	2004	2005	2006	2007
件数	1	2	0	3	0	2	4	2	6
%	4.1%	8.3%	0%	8.3%	0%	8.3%	12.6%	8.3%	29.2%

	2008	2009	2010	2011	合計
	3	0	0	2	25
	12.6%	0%	0%	8.3%	100%

(2)　小児喘息の患者教育に関する介入研究の概要

わが国における小児喘息の患者教育に関する介入研究の文献は16編で，全体の64%を占めていた。わが国における小児喘息の患者教育に関する介入研究の概要を表2-3に示す。

表 2-3 わが国における小児喘息の患者教育に関する介入研究の概要

著者名(発行年)	対象者	教育・指導方法	主要な結果
中村他(1999)	外来通院中の患児およびその家族80組	・希望者を対象に30分間の喘息教室を実施 ・内容 1) 病態生理、重症度、治療について(医師より) 2) 薬剤の種類、効果、副作用、使用方法(薬剤師より) 3) 発作誘因となる環境、発作時の注意点(看護師より)	・1年後、2年後の外来受診日数、救急外来受診回数、入院点滴回数を比較し、すべてで有意に減少した ・発作時の症状の見方の問いに対し、指導内容と合致した回答が得られた患児と家族は全体の57%であった
佐藤他(2002)	中学校での喘息教室に参加希望した75名の中学生	・参加者全員に約1時間の講義を実施 ・講義詳細報告なし	・長期管理薬における治療においてステップダウンしたのが43%であった ・発作回数の変化では35%が減少、1.7%が増加した ・長期間、薬を使用せず発作時のみの服用が38%と高かった
斉藤他(2002)	入院患児の家族48名 (患児の平均年齢4.99±2.51)	・喘息教室の実施 ・内容 1) 喘息の基礎知識(医師より) 2) 発作時の対処法と受診の目安(看護師より)	・喘息教室実施1年において、入院回数は減少したが、有意差なし ・喘息教室実施後のアンケートでは、喘息症状および治療内容が理解できたとの回答が100%であった
吉田他(2004)	3〜6歳の入院患児13名	・喘息について(基礎知識)の絵本を作成 ・絵本を用いたプレパレーションを実施	・全員が途中で立つこともなく最後まで絵本に興味を示していた ・絵本の内容についてのテストは、全員が全問正解であった ・喘息症状の評価報告なし
堀内他(2004)	幼稚園3園、小学校5校、中学校1校、および高校1校の喘息児25名	・保健室に、ピークフローメータなどが入った患児個別のハンガーラックを用意 ・患児が自由に自身の状態を記入するよう指導を実施 ・担任教師および患者の保護者に個人用喘息管理計画表を提供 ・保護者、保健センターなどとの連携の強化	・喘息発作のために遅刻、欠席したものは、秋期に10%のみであった ・薬の飲み忘れがない症例は、全体の50%であった ・活動制限、学校生活に支障のあったのは10%のみであった ・自己管理の習慣を習得させることに有効である
蓮見他(2005)	9ヵ月〜4歳の入院患児	・ガイドラインをもとに「望ましい環境」についてのパンフレットを作成 ・患児の母親へのインタビューをもとに家庭内環境をアセスメント ・問題点を母親とともに考え、パンフレットを用いて指導	・喘息と診断されたことのない患児の母親は、発作の誘因、症状の程度や受診の見極め、予防対策、内服継続の必要性と内服方法の4点について知識不足の傾向にあった ・喘息症状についての評価報告なし

(次ページに続く)

第2章 小児気管支喘息の患者教育

表2-3 （続き）

著者名（発行年）	対象者	教育・指導方法	主要な結果
大平他（2005）	教育入院した低年齢児の親子15組	・教育入院を実施し、ピークフローメータ導入による自己管理についての指導を実施 ・ゲームやビデオ等の使用および遊びを取り入れた指導	・教育指導により患児および家族に対して自己管理の重要性、正しい自己管理法と適切な対処の意識づけが可能となった ・退院後の時間外受診および入院日数が減少した
国府田他（2005）	外来患児の保護者99名	・喘息教室の実施（内容詳細報告なし）	・喘息について約半数の方は理解不良であった ・「治療の仕方」、「薬」については、「発作の時どうするか」については、教室参加者の方が非参加者より有意に理解度が上昇した
高木他（2005）	吸入療法を実施している患児19名	・30分～1時間の薬剤師による外来吸入療法指導を実施 薬局内の「相談室」にて指導を実施 内容 1）薬剤師が吸入方法を説明しながら実際に吸入し、正しい吸入手技を見せた後、患児の手技を確認 2）喘息の基礎知識や吸入療法について、イラストを見せながら説明 3）再度、患児の吸入手技を確認	・指導後、喘息症状点数は有意に減少し、ピークフロー値は有意に増加した ・吸入手技の習熟度が有意に向上し、2年後においても習熟度が維持されていた ・アドヒアランスの向上には、「喘息の病態」、「吸入療法の意義」、「薬の働き」などの説明が有効であった
堀内他（2006）	中学校1校、高校2校の喘息児8名	・心理テスト（YGテストおよび樹木画テスト）の結果に基づき環境づくりおよび養護教諭による面談 コンピュータプログラム"Kick Asthma"を利用した教育 ・定期受診に向けての練習、問題解決能力の獲得の支援	・喘息症状は、37.5%に明らかな改善、25%にやや改善が認められた ・発作による学校の欠席日数が減少した ・体育や学校行事への参加率が改善した ・子育てについての理解度の改善は認められなかった
大川他（2007）	5～15歳の患児およびその保護者8組	・薬剤科の面談室にて40～50分の指導を実施 ・指導内容 作成したパンフレットを用いて、病態、ピークフローメータの有用性と記載方法、薬物療法、発作時の対応について説明 ・指導終了後に吸入チェックシートを用いて、吸入手技の確認、おさらい方法、問題点についての指導を実施	・吸入手技、喘息治療および治療薬の理解度、QOL、ピークフロー値、治療点数における調査項目で改善が認められた ・患児自身を繰り返し指導し、働きかけることで、患児の医療スタッフに対する親近感・信頼度が増した

（次ページに続く）

表 2-3（続き）

著者名（発行年）	対象者	教育・指導方法	主要な結果
松崎他（2007）	7～12歳の患児6名	・月1回の受診、医師の診察に並行して、患児を支援 ・医師および臨床心理士によるセルフケア支援を実施 内容 喘息の知識、発作時の対処、発作予防、運動、リラクセーション、薬物療法について	・セルフケア支援前後で、症状の改善、肺機能の向上が認められた ・医師と臨床心理士によるセルフケア支援によって、症状の改善のみならず、治療費の負担軽減が期待できる
毛見他（2007）	6～15歳の軽症持続型の外来患児13名およびその母親	・Microsoft社のPowerPointを用いて、「喘息の理解」「薬について」「日常生活について」を教育 ・3～4カ月にわたり、3回の指導を実施 ・家族同席	・セルフケア得点が上昇したものは38.5%であった ・セルフケア行動ができるようになった項目は、「喘息日誌の記載」「薬の準備」の2項目であった ・息苦やピークフローモニタリングは変化なし
西他（2007）	外来患児およびその家族17組	・患者およびその家族に対して週1回、プレイルームのある待合室で、5～15分の指導を実施 ・パンフレットを使用 ・内容詳細報告なし	・指導方法に対する評価で、8割以上の家族が「このままでよい」と回答した ・指導効果は、7割以上の家族が「役立った」と回答した ・喘息症状についての評価報告なし
益子他（2007）	中1～高3の1年以内の有症喘息患児および中2女子生徒	・喘息患児に対するターゲット介入として、放課後に60分の教育プログラムを実施 ・知識テスト、講義、実習スキル（講義詳細報告なし） ・養護教諭のフォローアップ ・中2女子全員を対象に、保健体育の授業で、「アレルギーの病気」についての講義を2回（50分×2）実施	・教室参加前後の喘息に関する知識は有意に向上した ・行動面に変化あり ・発作回数および欠席日数ともに改善した
西村他（2011）	喘息患児の家族31名	・喘息患児を育てる家族の意識調査により、疾患コントロールにおける問題点および指導してほしい点を抽出 ・調査結果をもとにパンフレット（病気のしくみ、日常生活管理）を作成 ・外来受診時の待ち時間にパンフレットを用いた指導を実施	・58%の家族が「喘息についての意識が変わった」と回答した

（出所）飯尾他（2011）より一部改変。

わが国の喘息教育は，従来から主流であった，集団を対象にした「喘息教室」という形式による教育が多いという特徴がうかがえる。近年においては，他職種と連携し，さまざまな専門分野の専門性を強調した個別面接形式による教育が増えていた。そのなかでも，患児のスキルおよび保護者の補助スキルの習得を必要とする吸入療法教育においては，個別に詳細な教育が実施されていた。しかし，喘息治療においては，長期管理薬の吸入療法を継続することが重要であるにもかかわらず，吸入手技の獲得状況，および継続状況などのフォローアップを定期的に行なっていることに言及した論文は非常に少なかった。その背景には，看護師の多忙を極める日々の業務量や時間的制約があることが考えられる。松嵜他（2007）の臨床心理士による介入研究では，喘息日誌の記入であるセルフモニタリングをはじめとして，目標設定および目標の明確化，問題解決法（D'Zurilla & Nezu., 2006）を使用した課題設定などによるセルフケア支援にて，症状の改善および肺機能の向上がみられた。そして，堀内他（2006）は，知識提供に加え，具体的な自己管理スキルを教授する方法を取り入れた効果について示しており，喘息管理の行動を具体的に継続していくための手法について言及していた。

(3)　小児喘息の患者教育に関する事例研究の概要

　わが国における小児喘息の患者教育に関する事例研究は9編（36％）であった。表2-4に，わが国における小児喘息の患者教育に関する事例研究の概要を示す。

　患児の成長発達段階を考慮し，患児を褒めることや患児にシールなどの報酬（褒美）を与えることによって，行動を強化するという研究報告は比較的多くあり（大矢，2009），これは，看護師が日々の看護実践において普及しているケアであることがうかがえる。しかし，報酬のみでは行動の継続は困難であるため，西他（2000）の患児に排痰の効果を自覚（実感）させるための支援や，吉田他（2008）の患児に目標を達成したことによ

表 2-4　わが国における小児喘息の患者教育に関する事例研究の概要

著者名(発行年)	対象者	教育・指導方法	主要な結果
西他 (2000)	6～8歳の入院患児5事例	・患者教育、精査、および教育入院を目的とした教育入院を実施 ・ピークフロー指導は処置室で行ない、看護師が児のそばで声かけ ・吸入チェック表を用いて、習得状況を評価 ・飲水、タッピングを行ない排痰した効果を自覚させるための支援	・ピークフロー値が安定した ・集中して吸入が行なえるようになった ・吸入方法が習得でき、排痰が可能になった ・喘息の状態が安定していく過程を、患者本人が体験し自覚できるように指導することが重要である
岸他 (2000)	患児32事例 (平均年齢4.8±2.8)	・1時間半の喘息教室を実施 ・内容 1) 喘息および治療について(医師より) 2) 薬について(薬剤師より) 3) 食事について(栄養士より) 4) 心理的側面について(心理士より) 5) ピークフロー、発作時対処法について(看護師より) ・必要に応じて、個別の栄養相談、カウンセリング、理学療法についての指導を随時実施	・発作点数の減少および低値での安定が得られた ・治療薬剤の減少効果が認められた ・重症度の改善が認められた ・各患児の包括的治療に取り組み、個人に即した指導が効果的であった
文野他 (2002)	8～10歳の患児10事例	・尿中クロモグリク酸ナトリウム(DSCG)排泄率を測定 ・測定値からpMDIの吸入効果を評価し、それをもとに吸入指導	・尿中DSCG排泄率が測定感度以下の者は10例中4例、2%以上のものは10例中6例(その6例中2例は排泄率が6%と良好)であった ・スペーサーを使用していない、スペーサーを濡れたまま使用、吸入に集中していないなどのpMDI吸入時の問題点が浮上した
藤高他 (2006)	2歳9ヵ月女児1事例	・ディスペンサーを用いてフルチカゾンドライパウダーを使用し、吸入のたびに器具を分解して残存薬剤がなくなるまで吸入するという方法を繰り返し指導	・約1週間でドライパウダー吸入が可能となり、臨床症状が著明に改善した ・定期通院の際にも、自宅での吸入状況を頻繁に確認することが長期間の治療効果を維持するうえで重要となる
田辺他 (2007)	入院中の0～6歳の患児および保護者36組	・内服薬データベースを元にしている要因を抽出後、保護者が内服困難を示す事例別に与薬方法の教育を実施	・36名中34名が内服可能と回答した ・内服困難を示した事例に対する介入では、シールを貼るという介入、薬の味の工夫での内服可能になった (次ページに続く)

表 2-4 (続き)

著者名(発行年)	対象者	教育・指導方法	主要な結果
吉田他 (2008)	13歳男児1事例(知的発達遅滞児)	・喘息の病態と予防薬の必要性について繰り返し説明 ・自己効力感を高めるために到達可能な目標を児本人が設定 ・服薬実施率を患児本人にフィードバック ・服薬ができたら報酬	・自己効力感を高めることにより服薬の継続が可能となった ・課題を多面的に検討することが重要であった
小枝 (2008a)	13歳11ヵ月男児1事例	・使用薬剤の変更 ・吸入手技の確認および練習 ・臨床心理士による心理テストおよびカウンセリングの実施	・呼吸機能 (%FEV$_{1.0}$値・%V$_{50}$値) の改善あり ・保護者 (特に母親) と治療を共有していることを常に実感することがアドヒアランスの向上に必要であった
小枝 (2008b)	前思春期喘息患児5事例	・臨床心理士による心理テストおよびカウンセリングの実施 ・保護者への励ましおよび吸入指導 (治療) 時間の共有	・アドヒアランスが低下したときに適切なICSデバイスに変更することが、継続実施しやすい治療内容の提供や一時的な養育者と患児の治療意欲につながった ・セルフケア確立支援には、「共同作業を継続し、支援および治療に対する一体感」が重要である
西村他 (2011)	11歳女児1事例	・喘息発作の知識と内服薬の作用についてパンフレットで指導 ・口頭で喘息に関する問題を出題 ・問題正解度などに称賛 ・患児自身で服薬チェックリストを作成	・最初は関心を示さなかったが、徐々に自ら勉強し始める姿勢がみられた ・褒められることで表情が明るくなり、前向きな発言があった ・患児が主体的に自己内服管理に取り組む姿勢がみられた

(出所) 飯尾 (2011) より一部改変。

る成功体験を獲得させるための支援などが効果的であると考えられる。

　成人喘息患者に対して情報提供のみを行なっている教育プログラムの効果として，喘息発作による入院や医師の往診回数を減少させることはなく，また，肺機能の改善も認められなかったことから（Gibson et al., 2002），情報提供のみの教育は，効果がないことが明らかになっている。以上の背景から，知識や情報を提供するだけの教育では患者の行動変容は困難であるという認識が広がり，健康の保持増進を進める健康教育学，および，人の行動を変容するための行動科学の理論・モデルが取り上げられるようになった（石井，1999）。

2　行動科学の理論・モデルの適用

　本項では，小児喘息の患者教育において，行動科学の理論・モデルの適用可能性を検討し，行動科学の理論・モデルを用いた小児喘息の患者教育介入とその効果，および最も多く用いられている社会的認知理論に基づく小児喘息教育について概観する。

　社会的・行動的アプローチは，疾患コントロールおよび予防を目的として2000年代に入り特に増加している。Clark & Valerio（2003）は，疾患管理における行動的アプローチが増加している背景について，以下の3点を指摘している。1つ目は，社会科学および行動科学における理論が，1980年代からのさまざまな研究やモデルの発展によって支持されてきたこと，2つ目として学習および行動変容理論に基づく介入によって，健康に関するアウトカムを改善するエビデンスが示唆されたこと，最後の3つ目に，行動は個々人の慢性疾患の状態維持や管理に重要な影響力をもっていることが実証されたことである。以上のように，過去30年間で数々のモデルやさまざまな研究の発展により，行動理論が導かれ確立されたことで，その適用範囲は多方面に拡大している。

　Creer（1991），Clark et al.（1993），および Clark & Partridge（2002）

は，小児喘息領域において，行動的側面に着目し，その行動の変容を目的とした教育介入の重要性を示唆した。また，人間の健康行動の変容に関するモデルは，喘息管理に適用可能であることが示唆されている（Creer et al., 1992；Clark & Starr, 1994；Clark et al., 2001, Tousman et al., 2002；Tousman & Zeitz, 2003；Clark & Valerio, 2003）。知識および情報提供を中心とした喘息患者教育から，管理行動の継続を見据え，「行動」に対する患者教育（アプローチ）が浸透してきたことがうかがえる。

3　行動科学の理論・モデルを用いた小児喘息の教育介入

Clark & Valerio（2003）は，呼吸器疾患管理に関する介入の理論的背景として，「行動理論に基づく分類」「臨床実践の概念枠組みに基づく分類」，および「理論原則に基づく分類」の3点に分類し，その具体的内容を説明している。表2-5は，さまざまな理論を上記3点における分類ご

表2-5　呼吸器疾病管理に関する介入の理論的背景

分類	理論	提唱者（年度）
行動理論に基づく分類	健康信念モデル ローカス・オブ・コントロール 帰属理論 合理的行為理論 社会的認知理論 自己制御 社会心理理論	Becker (1974) Wallston & Wallston (1978) Lewis & Daltroy (1990) Fishbein & Ajzen (1975) Bandura (1986) Clark & Zimmerman (1990) Freire (1973)
臨床実践の概念枠組みに基づく分類	トランスセオレティカル・モデル プリシード・プロシードモデル エンパワーメント	Prochaska, DiClemente, & Norcross (1992) Green & Kreuter (1991) Wallerstein & Bernstein (1994)
理論原則に基づく分類	テイラー化メッセージ・アドバイス 契約	Freudenherg & Zimmerman (1995) Janz, Becker, & Hartman (1984)

（出所）　Clark & Valerio (2003).

とにまとめたものである。行動理論に基づく分類では，健康関連行動を実施するために，なぜ人々が行動するのかを予測または説明している理論について言及しており，表2-5のように分類されている。

臨床実践に向けた概念枠組みに基づく分類では，効果的で有効な介入条件のパラダイムについて言及している。これらの枠組みには，TTM，プリシード・プロシードモデル：PRECEDE-PROCEED model（PPM）（Green & Kreuter, 1991）などが含まれる。

理論原則に基づく分類では，行動理論および概念枠組みから展開されてきた理論原則が，健康状態および行動変容が起こるエビデンスと関係していることについて言及している。これらは，表2-5に示した項目以外に，コミュニケーションテクニック（Becker & Maiman, 1980 ; Clark et al., 1994）が含まれる。

以上のように，さまざまな行動科学の理論・モデルが発展してきた背景を受け，諸外国における喘息患児および保護者を対象とした行動科学的教育介入の効果は，数多く報告されており，多くの教育介入研究において，喘息の疾病管理および疾患に関連する行動要因を組み合わせて実施されている（Clark & Valerio, 2003）。Clark & Valerio（2003）は，喘息教育のすべての介入研究が具体的な理論，概念，および理論原則について言及してはいないものの，行動理論を反映した介入方略として，喘息症状とピークフロー値のセルフモニタリング，アクションプランの使用，治療効果の実感，および問題解決スキルの獲得が実施されていることを指摘している。

4　社会的認知理論に基づく小児喘息患者教育

Clark et al.（1984, 1986a, 1986b）は，社会的認知理論（Bandura, 1986）に基づく小児喘息の患者教育介入を行っている。これらの研究では，4～14歳の喘息患児を対象に社会的認知理論に基づく教育介入を行った結果，喘息症状の改善および喘息知識の増加が認められた。強化およびセルフモ

ニタリングを中心とした Kelly et al. (2000) の研究では，救急受診回数の減少，および入院回数の減少という効果が認められた。さらに，喘息症状やピークフロー値のセルフモニタリングをもとにした教育介入においては，喘息症状の改善，救急受診回数および入院回数の減少，喘息知識の増加，学校の欠席日数の減少などの効果が確認されている（Charltonet et al., 1994；Mesters et al., 1995；Madge et al., 1997）。このように，数ある行動科学の理論・モデルや概念のなかでも，小児喘息の患者教育では，特に社会的認知理論に基づいた教育介入の有効性が支持されている。

　社会的認知理論の4つの構成概念のなかでも SE は，行動変容を予測する重要な概念として位置づけられている（Bandura, 1977）。SE は，慢性疾患を有する患者の自己管理においても重要な変数であり，行動の実施やその決定，および努力などに強く影響する（Thoresen & Kirmil-Gray, 1983；Tobin et al., 1987；Clark et al., 1988；Clark et al., 1990；Clark et al., 1994；金他，1996；Clark et al., 2001）。さらに，SE が喘息管理行動の予測因子となりうるという研究知見は散見されており（Hindi-Alexander & Cropp, 1984；Clark et al., 1988；Bartholomew et al., 1993；Clark et al., 1994；Mesters et al., 1994；Barlow & Ellard, 2004；Ayala et al., 2009），SE が小児喘息患児および保護者における自己管理行動の継続を左右する重要な心理的変数であることがわかる。

　SE を評価する尺度は，健常者のみならず，疾患患者をも対象にその目的に応じて多方面で適用されている（竹中・上地，2002）。小児喘息領域における自己管理行動に対する SE の評価には，Schlosser & Havermans (1992) および Bursch et al. (1999) が開発した尺度が介入研究における評価として広く用いられている。Schlosser & Havermans (1992) による SE 尺度は，学童後期以降の患児に対して，発作時の薬物治療に対する自信，発作時・無症状期におけるさまざまな環境下で行動する自信，およびストレスを含む問題解決に対する自信の3つの下位尺度について評価す

るものである。Bursch et al.（1999）の SE 尺度は，保護者における喘息管理の SE を評価する尺度であり，長期管理薬の服用，アレルゲン対処，および発作時対処に関する自信について評価する。しかしながら，これらの尺度は，喘息管理のなかでも発作時対処・発作管理を中心としており，喘息長期管理に関する内容が希薄であるとともに，その内容については外国に特徴的な事項が含まれている。一方，わが国においては，欧米先進国と比較し喘息教育の介入研究はきわめて少なく（飯尾他，2011a），臨床場面で使用可能な適切な SE の評価尺度が存在しない。喘息患児および保護者の長期管理に対する SE を評価することは，行動の予測，および自己管理行動の変容や継続へつなげる方策を得るために有用である。したがって，わが国において，小児喘息の長期管理に対する SE を評価する尺度を開発することは必須であるといえる。

第 3 節　メディアを用いた小児喘息の患者教育

　近年，ICT の顕著な進歩に伴い，疾病管理に対する患者教育の領域においても ICT に対する期待が高まっている（D'Alessandro & Dosa, 2001；Ilioudi et al., 2010）。コンピュータ端末やインターネット，および携帯電話などのメディアを用いた患者教育は，従来行なわれてきた患者教育と比較して，1）時間や場所の制約が少ないため，医療従事者および対象者の利便性が高い，2）一方通行ではなく，双方向（インタラクティブ）の教育が可能である，3）スタッフや場所の確保を抑えることで介入費用が比較的安価である，および 4）多数の対象者に適用可能である，などの利点がある（山津他，2010）。このようなメディアを含む ICT の医療分野への適用は，日常業務に多忙を極める医療従事者における時間的負担を最小限にし，医療の質と効率を大きく向上させるツールとして注目されている

(池田，2010)。わが国の医療分野におけるICTは，すでに手術室（二羽他，2010；杉本，2010）や医学教育（池田，2010)，および外来診療における問診票聴取や患者説明（宮川，2010）において利用されている。患者教育では，糖尿病領域において，タブレット型携帯端末を用いた糖尿病教育システムの実用性に関する報告がある（杉山他，2011)。

以上のように，医療分野におけるさまざまな用途のツールとして注目されているものの，わが国におけるICTを用いた患者教育は，小児喘息領域のみならず，すべての領域において，教育内容の妥当性の検討がなされていない。また，実証研究がきわめて少ないという背景から，患者教育に対するICTの適用可能性および実用可能性は十分に検討されていない。そこで，本節では，ICTを活用した小児喘息における患者教育に関する学術的知見を概観する。

1　メディアを用いた介入の利点および欠点

メディアの種類には，印刷物，郵便，電話，ファクシミリ，コンピュータ端末，インターネット，電子メール，および携帯電話などがある。メディアを用いた介入（mediated intervention）は，ICTなどの伝達経路を利用して，多数の人々に情報を届けることが可能である。しかしながら，従来の冊子，パンフレット，雑誌などの印刷物を用いた患者教育介入は，知識伝達・指示型の情報提供にとどまる傾向が強く，行動変容に焦点を絞った取り組みが不足していることが考えられる。Napolitano & Marcus（2002）によると，行動変容メッセージを提供するために印刷物を使用する利点は，1）対象者が行動変容を自ら始めるように刺激することができる，2）対象者と接触するごとに要する費用が相対的に低い，3）多人数に届ける能力をもつ，4）対象者の時間に関するバリアが最小である，および5）再使用が可能で，受け取った人が見直せるように手元に置いておける，という5点を指摘している。以上のように，印刷物による介入や

ICTを用いた介入には多くの恩恵が期待される。しかしながら，欠点として，1) 対象者が情報を読んだか否かの確認ができない点，および 2) 提供内容の対象者への適合性および関係性が低いという危険性がある (Napolitano & Marcus, 2002) という 2 点が指摘されている。

2　ターゲット化およびテイラー化

Kreuter et al. (1999a, 1999b, 1999c) は，個々人に合わせた介入教材は，対象となる人々の特徴をもとにしたフィードバックをだれにでも提供する万能サイズアプローチ (one-size-fits all approach) よりも介入効果が大きいことを示している。効果が期待できる 1 対 1 の対面介入は，ソーシャルサポート，個別説明，およびフィードバックの即時性などが重要要素として挙げられる一方で (Kreuter et al., 1999b)，スケジュールの不一致，コスト高，アクセスの問題，および時間的制約などの課題も存在する。そこで，ターゲット化およびテイラー化という概念が生まれた。

Kreuter et al. (1999a, 1999b) は，コミュニケーション内容と対象者の評価レベルとの関係について，図 2-1 に示す分類を行なっている。この図は，コミュニケーションを引き出すために対象者個人の特徴に対する評価の程度（縦軸），およびコミュニケーション自体の個別化の程度（横軸）を表している。縦軸と横軸の間に 5 種類のコミュニケーションスタイルがプロットされている。万能サイズアプローチで用いられる一般化コミュニケーションでは，対象となる人の評価をもとに情報が作成されておらず，個別化も低いレベルにとどまっている。一方，テイラー化した情報提供は，1 対 1 のカウンセリングに近似している。ターゲット化コミュニケーションは，対象者を絞り込む（ターゲット化する）ことを目的として，主に人口統計学的カテゴリーを基準に対象者を分割（セグメント化）し，それぞれの下位集団に属する人々は共通のメッセージを受け取る。1 対 1 で個別に行なわれるカウンセリングコミュニケーションは，縦・横軸で最

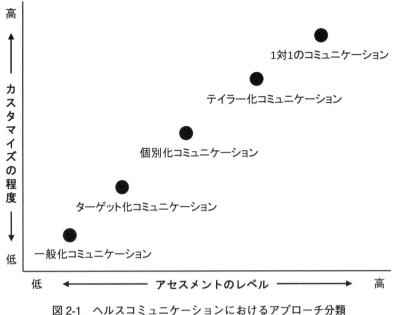

図 2-1 ヘルスコミュニケーションにおけるアプローチ分類
(出所) Kreuter et al. (1999b) p.7.

も上位に位置し，対象者の特徴やニーズなどに基づき，高度に個別化された情報が提供される。1対1のカウンセリングは，高い効果が期待されるものの，現実的に多人数を対象にすべて1つのアプローチで対象者の行動要因やニーズに適合させた支援を行なうことが可能なわけではなく，多大な時間を要す。他方，多人数を対象とし，それぞれの対象者に特化した情報提供を可能にする考え方が「テイラー化」である。

テイラー化は，ある特定の人の興味や，その対象者の評価によって生じたその人特有の特徴をもとに，その人に届けることを目的とした情報と行動変容方略の組み合わせと定義されている（Kreuter et al., 1999a；1999b）。Kreuter & Skinner（2000）は，テイラー化コミュニケーションにおける重要な要素について，1) 情報収集の対象者は集団ではなく，特定の個人

であること，および，2）メッセージは，個人レベルの要因に基づき，個人の関心の高い健康アウトカム，あるいは行動アウトカムに関係している，という2点について指摘している。テイラー化は，ターゲット化などと比較して，個人に特徴づけた介入方略を作成する過程であり，個別テイラリング（individual tailoring）と呼ばれている。また，コンピュータを用いた個別テイラリングは，コンピュータテイラリング（computer tailoring）と呼ばれている。テイラリングシステムの開発者は，人々から多くの心理社会的・行動的決定因に関するデータを収集し，対象者独自のニーズに適合・カスタマイズしたフィードバックを作成するためにコンピュータを用いる（Kreuter et al., 1999b）ことが推奨されている。さらに，Lustria et al.（2009）によると，コンピュータによるテイラー化の意義は，より精緻なレベルでのテイラー化を実現するためにエキスパートシステムを活用すること，および専門家からの情報やフィードバックを発信する強力なツールであるインターネットなどによって，フィードバック・リマインダーを活用することの2点を指摘している。

　テイラリングには，1）個別化（personalization），2）フィードバック（feedback），および3）内容適合度（content matching）の3つの重要な要素が指摘されている（Hawkins et al., 2008）。「個別化」とは，「あなたのために特別にデザインされた」ということを明確に示すことであり，暗にそのことを伝えることによって，メッセージを処理するために必要な注意や動機づけを高めることを目的としている。「フィードバック」は，評価時に得られた対象者（あなた）の情報を返却することであり，行動の心理社会的決定因にも焦点をあてている。フィードバックの目標は，個人に特化している内容を明白に示すこととされている。さらに，テイラリングの本質である「内容適合度」とは，対象者の関心ある行動について鍵となる理論的決定因（知識，結果予期，規範的信念，効力，スキル）の状態に応じた情報（メッセージ）を提供することである。具体的には，フィードバ

ックする文章に個人の背景を考慮したメッセージを含めることである。

3 メディアを用いたテイラー化介入に関する研究動向

近年，健康行動の促進を目的とするテイラー化された印刷物の介入効果が明らかになっている。Skinner et al.（1999）は，13編の介入研究論文についてレビューを行ない，テイラー化されていない印刷物と比較して，記憶に残る，価値がある，および信憑性があるということを明らかにしている。また，自助冊子を用いた禁煙行動に対するテイラー化介入の有効性は，テイラー化されていない印刷物を受け取る群と比較して，効果が高いことが示唆されているものの，他の健康行動に関する結果では，十分に検討されていない。

Lustria et al.（2009）のレビューにおいて，テイラー化介入による効果が示唆された特徴を，1）テイラー化の視点（メカニズムと基準），および2）メッセージの方略（テキスト作成方法，および配信様式）に大別して検討を行っている。効果が示唆されたテイラー化のメカニズムは，対象者とメッセージとの関連性を高める方略である個別化，および内容適合度（Hawkins et al., 2008）を組み合わせた群に，健康行動の有意な改善が認められている（Dijkstra, 2005）。テイラー化の基準は，対象となった30編の文献において，個人の日常的な健康行動（22編），健康問題のリスクとなる不健康な行動選択を指すリスクファクター（11編），ステージ変容（11編），および情報に対する要望（6編）の4点であった。メッセージ方略におけるテキスト作成方法は，対象者のニーズに合わせたメッセージ（11編），対象者の評価に基づくメッセージ（9編），および対象者の評価とニーズの両方に基づくメッセージ（2編）であった。最後に，配信様式は，インターネットが12編と最も多く，印刷物が4編，CD-ROMによるマルチメディアアプリケーション，およびコンピュータキオスク（小型コンピュータ端末の設置）がそれぞれ2編ずつであった。対象者がプログ

ラムのすべてを自身のペースで行なう「ユーザーコントロール型プログラム」は28編と多くを占めていた。一方，コンピュータ型介入に加え，専門職が面接を行なう「セラピスト介入型プログラム」は2編と少数であった。

Wanyonyi et al. (2011) は，1対1の対面によるテイラー化メッセージの効果について，2003年から2009年に発行された6編の論文についてメタ分析を行なっている。その結果，テイラー化メッセージの効果量は，中程度であることを示した。対象となる行動は，禁煙や食行動，飲酒，健康行動，および糖尿病の自己管理に焦点があてられている。6研究すべてにおいて，テイラー化メッセージ介入に行動変容技法を組み合わせており，このレビューにおいては，動機づけ面接法：Motivational Interviewing (MI) (Miller & Rollmick, 2002) が最も多く用いられていた。糖尿病における自己管理行動の促進を目的としたClark et al. (2004) の介入研究では，印刷物によるテイラー化メッセージに，専門家によるMIを用いた短時間の説明を組み合わせて提供していた。テイラー化メッセージは，健康行動の促進に限らず，慢性疾患の管理行動においても適用可能であり，健康行動の採択や管理行動の継続というアウトカムを導くだけでなく，患者教育ツールとして効果的な可能性を秘めている。

以上のように，メディアを用いたテイラー化介入は，多人数に対応可能であり，個人に適した情報が提供可能であること，および医療従事者による1対1の対面介入の間を埋める優れた介入方略となりうる可能性があり，今後の適用が期待される。

4　コンピュータを用いた小児喘息の患者教育介入研究の動向

コンピュータを用いた小児喘息患者教育の介入研究の動向を概観することを目的に，文献レビューを行なった。2011年までに公刊されている，コンピュータを用いた小児喘息の患者教育介入研究について国外の21編

の論文を収集した。なお，国内の文献は存在しなかった。本レビューは，Clark et al.（2010a）の視点を手がかりに内容考察を行なった。彼らは，小児および成人喘息における教育的・行動的介入研究について，だれが（専門職の種類，ピアエデュケーター），どのようなアプローチを実施し，何を介入効果の指標としているか，という3視点からレビューを行なっている。本項では，1）患者教育手段および介入効果，2）小児喘息の患者教育介入における効果指標，および3）小児喘息の患者教育介入モデル・方略の3つの視点に分けて検討した。

(1) **患者教育手段および介入効果**

小児喘息における患者教育の提供場所は，病院やクリニックなどの医療機関，患児が通う学校，および患児と保護者の自宅の3つに分類される。本項では，医療機関における患者教育手段および介入効果，および学校における患者教育手段および介入効果を検討した。

医療機関におけるコンピュータを用いた小児喘息患者に対する教育介入研究
医療機関におけるコンピュータを用いた小児喘息患者に対する教育介入研究の概要を表2-6に示す。21編のレビュー対象論文のうち，医療機関において患者教育介入を実施した論文は16編（76％）であった。

コンピュータゲームを用いた喘息教育を実施したRubin et al.（1986）は，喘息知識の提供を中心とした患者教育を実施し，教育介入の結果，介入群は統制群と比較して喘息知識が有意に増加したことを報告している。

2000年代に入り，コンピュータを用いた喘息教育の有効性は，多くの研究から支持されている。プログラム提供方法は，インターネットを用いたプログラムが4編と最も多かった。その他のプログラム提供方法としては，CD-ROM（3編），タッチパネル式コンピュータ（2編），ビデオゲームなどのゲーム方式によるもの，および電話を用いたプログラムが挙げられた。いずれの研究においても，喘息知識の有意な増加，および喘息関連症状・状態の有意な改善のみならず，喘息SEの向上や喘息QOLの改善

表 2-6 小児喘息患者に対するコンピュータを用いた教育介入研究の概要

著者（発行年）研究デザイン、介入期間	対象者	介入内容	効果が認められた結果
Rubin et al. (1986) RCT Baseline, 12M	n=65 かかりつけ医を受診した7～12歳の喘息児	"Asthma Command" ・介入群：コンピュータゲームによるプログラム ・統制群：一般的なコンピュータゲーム	・介入群の喘息知識が有意に増加 ・介入群の喘息管理に関連する行動が有意に改善 ・介入群の患児の喘息症状が有意に改善
Homer et al. (2000) RCT Baseline, 9M	n=137 定期外来・救急外来を受診、または過去1年間に喘息で入院した3～12歳の喘息患者	"Asthma Control" ・介入群：プログラム ・統制群：冊子提供、教育的でないコンピュータゲーム	・両群の患児における救急受診回数および喘息症状が改善 ・介入群の喘息知識が有意に増加
Bartholomew et al. (2000) RCT Baseline, 3W	n=133 クリニックに通院する7～17歳の喘息患児およびその保護者	"Watch, Discover, Think and Act" (WDTA) ・CD-ROMによるプログラム ・介入群：プログラム ・統制群：通常ケア	・介入群の患児の自己管理得点が有意に増加 ・統制群と比較して介入群は、患児の喘息知識が増加 ・介入群は、喘息症状および呼吸機能が有意に改善
Shegog et al. (2001) RCT Baseline, 3W	n=77 都心の喘息クリニックに通院している6～16歳の喘息患児	"Watch, Discover, Think and Act" (WDTA) ・CD-ROMによるプログラム ・介入群：プログラム ・統制群：通常ケア	・介入群の喘息知識が有意に増加 ・介入群のオープンエスチョン得点が有意に増加 ・介入群の喘息 SE が向上
Liberman (2001) 準実験 Baseline, 1M	n=50 喘息クリニックに通院している6～16歳の外来喘息児	"Bronkie the Bronchiasaurus" ・ビデオゲームによるプログラム	・喘息知識、喘息管理、喘息コミュニケーションおよび喘息 SE が有意に増加 ・患児は両親と喘息について話し合う時間が増加
Hazzard et al. (2002) 準実験 Baseline, 3M	n=110 喘息で入院中の8～18歳の患児および鎌状赤血球病患児	"STARBRIGHT World" ・コンピュータネットワークによるプログラム	・10代の喘息患児の疾患知識が有意に増加 ・鎌状赤血球病患児におけるソーシャルサポートの認知上昇、ネガティブなコーピングスキルが改善

（次ページに続く）

表 2-6 （続き）

著者 （発行年）研究デザイン，介入期間	対象者	介入内容	効果が認められた結果
Guendelman et al. (2002) RCT Baseline, 6W, 12W	n=134 かかりつけ医を受診した8〜16歳の喘息患児	"The Health Buddy" (HB) ・自宅の電話システムを用いた相互作用的コミュニケーションデバイスによる喘息日誌 ・介入群：プログラム ・統制群：標準的な喘息日誌	・介入群の活動制限の程度が低減 ・介入群のピークフロー最適値が上昇 ・介入群は12W後において，リマインダーなしに服薬実施率が向上
Krishna et al. (2003) RCT Baseline, 3M, 12M	n=228 喘息（呼吸器）クリニックに通院している18歳以下の喘息患児およびその保護者	"Interactive Multimedia Program for Asthma Control and Tracking" (IMPACT) ・インターネットによるプログラム ・0〜6歳患児は保護者，7〜18歳患児は児が対象 ・介入群：プログラム ・統制群：口頭および活字での喘息情報提供	・両群の患児および保護者において，喘息知識が有意に増加 ・両群の喘息症状アウトカムが改善
Huss et al. (2003) RCT Baseline, 6W	n=101 喘息クリニックに通院している7〜12歳の外来喘息患児	"Wee Willie Wheezie" ・介入群：喘息情報誌，一般的なコンピュータゲーム，プログラム ・統制群：喘息情報誌，一般的なコンピュータゲーム	・介入群のフォローアップ期における薬および管理方法に関する理解度が向上
Chan et al. (2003) RCT Baseline, 2W, 6W, 12W, 24W	n=412 持続型喘息と診断されている6〜17歳の外来児	・インターネットベースのホームテレヘルスシステム ・介入 (viurtual) 群：オンラインプログラム ・統制 (office) 群：診察室での通常ケア	・介入群の吸入スキルスコアが有意に改善
Georgiou et al. (2003) 準実験 Baseline, 12M	n=401 5〜13歳の喘息患児およびその保護者	"Telephonic Care Management" ・電話およびビデオを使用したプログラム ・喘息症状のリスクレベルおよびニーズに応じた教育	・喘息 QOL および保護者の仕事欠勤状況が有意に改善 ・保護者の喘息知識，管理行動および SE が有意に向上
Krishna et al. (2006) RCT Baseline, 12M	n=228 18歳未満の喘息患児およびその保護者	"Interactive Multimedia Program for Asthma Control and Tracking" (IMPACT) ・インターネットによるプログラム ・介入群：通常ケアおよびプログラム ・統制群：通常ケア	・介入群の喘息知識が有意に増加 ・介入群の救急受診回数が有意に減少 ・介入群の学校欠席日数および活動制限が有意に減少 ・プログラムの楽しさに関する報告あり

（次ページに続く）

表 2-6 (続き)

著者 (発行年) 研究デザイン， 介入期間	対象者	介入内容	効果が認められた結果
McPherson et al. (2006) RCT Baseline, 1M, 6M	n=101 クリニックに通院している7～14歳の外来喘息患児	"The Asthma Files" ・CD-ROMによるプログラム ・介入群：プログラム（小型コンピュータを持ち帰る） ・統制群：冊子提供	・介入群の1ヵ月後における喘息知識が有意に増加 ・フォローアップ期間における統制群の経口ステロイド使用回数が増加
Socrider et al. (2006) RCT Baseline, 14D, 9M, 12M	n=464 救急外来を受診した1～18歳の喘息患児および保護者	"Texas Emergency Department Asthma Surveillance" (TEDAS) ・介入群：ノートパソコンによるプログラム 統制群：通常ケア	・介入群の14Dにおける喘息SEが有意に向上 ・介入群の9M後における定期受診率が有意に増加，および救急受診回数が有意に減少
Chan et al. (2007) RCT Baseline, 12M	n=120 6～17歳の持続型喘息患児および保護者	・インターネットベースのプログラムおよびモニタリングシステム ・診察室ベース群：診察室における対面教育 ネットワークベース群：自宅でプログラム	・ネットワークベース群の吸入スキル得点が増加 ・ネットワークベース群の日中の喘息症状が有意に改善 ・両群の保護者QOLの改善，喘息知識の増加
Joshi et al. (2009) 準実験 Baseline, 6M	n=99 喘息発作で救急外来を受診した3～18歳の患児	"Patient Education and Motivation Tool" (PEMT) ・タッチパネル式コンピュータを使用したプログラム	・介入前の喘息知識が少ない者に効果あり

(注) RCT：Randomized Control Trial，ランダム化比較試験
SE：Self-Efficacy，セルフ・エフィカシー
QOL：Quality of Life，生活の質
D：Day，日
W：Week，週
M：Month，ヵ月
(出所) 飯尾 (2013)。

という効果が報告されている。

　一方，コンピュータを用いた教育プログラムの内容評価を行なっている研究は，8編と少ないものの，プログラムの楽しさや受け入れやすさが報告されている。したがって，コンピュータを用いた小児喘息患者に対する教育介入は，楽しさの付与および子どもの年齢に合った教育であることによって，成長発達過程にある子どもにとって有用であるほか，情報の信頼性の保持，および対象者が受け入れやすい内容であることで，子どもの保護者にとっても有用かつ実用的であると考えられる。さらに，医療従事者にとっては，患者教育ツールとして効果的な可能性を秘めているものといえる。

　学校におけるコンピュータを用いた小児喘息患者に対する教育介入研究　学校において，コンピュータを用いた小児喘息患者教育介入を実施した研究は，5編存在した（表2-7）。そのうち，RCTによる研究は3編，準実験デザインによる研究は2編であった。学校におけるコンピュータによる喘息教育は，IT環境の進展とともに2000年代に入り発展してきたことがうかがえる。また，5編の研究はすべて米国において実施されたものであり，米国における小児喘息の有症率の高さ，社会経済的状況，および喘息治療の普及状況から患者教育を捉えると，学齢期にあるすべての子どもが集まる場である「学校」における疾患教育が効果的であるという側面がある。

　Bartholomew et al.（2006）は，小学生835名を対象に，"Watch, Discover, Think and Act（WDTA）"と名づけた教育プログラムを提供する大規模RCTを行なっている。その結果，喘息知識のみならず，喘息SEについても向上しており，プログラムの有効性が示されている。また，Yawn et al.（2000）およびWyatt & Hauenstein（2008）によると，CD-ROMによる教育介入の結果，喘息知識が有意に増加したことが報告されている。

　以上のように，いくつかの研究で，学校におけるコンピュータを用いた

表 2-7 学校におけるコンピュータによる小児喘息の教育介入に関する研究

著者 (発行年) 介入期間	対象者	研究 デザイン	介入内容	結果
Yawn et al. (2000) Baseline, 6W, 10W	n=87 小学校の3クラスの児童 (9〜10歳)	RCT	"Air Academy™: The Quest for Airtopia" ・CD-ROM によるプログラム ・介入群：プログラム ・統制群：一般的な健康教育プログラム	・介入群は統制群と比較して喘息知識が有意に増加
Mangan et al. (2006) Baseline, 4W	n=700 名以上 小学校2校に通っている1〜4年生の児童	準実験	"Asthma agents: Patrolling and Controlling Asthma" ・CD-ROM によるプログラムとインターネットによるモニタリングプログラム	・子どもは定期的にプログラムにログインした
Bartholomew et al. (2006) Baseline, 12M, 24M	n=835 小学校60校に通学する児童	RCT	"Watch, Discover, Think and Act" (WDTA) ・CD-ROM によるプログラム ・子ども：WDTAプログラム 保護者：アクションプラン、ビデオ 医療従事者：テイラー化レター、トレーニングビデオ 学校：環境調整 ・介入校：プログラム ・統制校：冊子＋コンピュータゲーム	・介入校は統制校と比較して、喘息知識が有意に増加し、喘息SEが有意に向上 ・介入に参加した子どもは学業成績が向上し、学校の欠席日数が減少
Joseph et al. (2007) Baseline, 12M	n=314 6高校に通う高校生のうち、喘息症状を有する生徒	RCT	・ウェブによるプログラム ・生徒は学校のコンピュータを使ってプログラムにアクセスする ・介入群：プログラム ・統制群：一般的な喘息ウェブサイトの閲覧	・最近2週間の日中および夜間における喘息症状、学校欠席日数、救急受診回数に群間の有意差あり
Wyatt et al. (2008) Baseline, 1W, 2W	n=35 公立学校に通う8〜11歳の児童	準実験	"Okay With Asthma™" ・CD-ROM によるプログラム	・プログラム実施後の喘息知識が増加 ・喘息管理に対する態度が改善

(注) RCT：Randomized Control Trial, ランダム化比較試験
SE：Self-Efficacy, セルフ・エフィカシー
W：Week, 週
M：Month, ヵ月

教育介入の有効性が示唆されている。わが国における小児喘息の現状として，喘息治療薬が発展し，ステロイド吸入薬が普及していること，および米国に比べて医療機関へのアクセスおよび社会経済的状況が良好なことから，国内においてコンピュータを用いた患者教育を実施する場合は，学校よりも医療機関における教育提供が適しているかもしれない。しかしながら，わが国において学校で患者教育を実施する場合は，医療機関における患者教育と区別し，学校を基盤とした患者教育という目的に適う内容が求められる。

(2) 小児喘息における患者教育介入の効果指標

医療機関および学校における小児喘息の患者教育介入の効果指標は，表2-8に示すように，救急受診回数が11編，喘息症状が10編であり，喘息症状関連アウトカムを効果指標とする研究の合計が65編であった。一方，喘息管理行動を効果指標としている研究の合計が30編，心理社会的変数を効果指標としている研究の合計が21編，および介入内容自体を評価している研究の合計は11編であった。以上のことから，喘息管理行動や心理社会的変数，および介入内容自体を評価している研究数は，喘息症状関連アウトカムを評価している研究数と比較して少なかった。

喘息の治療は，基本病態である気道炎症の抑制と気流制限の軽減に向けられ，無症状状態を長期に維持し，呼吸機能や気道過敏性の改善，QOLの向上を図り，最終的には寛解・治癒を目指すという長期管理を目標としている（濱崎他監修，2012）。喘息治療および教育介入によって，患児の喘息症状や喘息関連項目が改善することは周知の事実であるが，従来の喘息治療研究の考え方は，治療によって患者の症状コントロールを図ることに重点が置かれている。近年，喘息教育介入は，心理社会的変数を媒介して得られた治療行動の継続が，患者の喘息症状の改善に寄与する可能性が示唆されている（Clark & Starr, 1994；Clark & Valerio, 2003）。Clark et al. (2010) の喘息における教育的・行動的介入研究のレビューでは，従

表2-8 小児喘息患者に対するコンピュータを用いた教育介入の効果指標

喘息症状関連アウトカム		喘息管理		心理社会的変数		プログラム内容評価	
効果指標	文献数	効果指標	文献数	効果指標	文献数	効果指標	文献数
救急受診回数	12	喘息知識	19	喘息QOL	9	プログラム評価	8
喘息症状	12	ピークフロー値	4	喘息SE	7	ケア提供の満足度	3
入院回数	9	自己管理行動	4	喘息・健康LOC	2	ログイン回数	1
学校欠席回数	9	長期管理薬実施率	4	セルフエスティーム	1		
呼吸機能	7	ピークフロースキル	1	自己統制	1		
予定外受診回数	7	吸入スキル	1	ソーシャルサポート	1		
発作治療薬使用回数	5	喘息日誌記載	1	コーピング	1		
活動制限	4	治療プラン変更	1	原因帰属	1		
夜間睡眠障害	3						
経口ステロイド薬使用回数	2						
吸入ステロイド薬用量	1						
喘息重症度	1						
定期受診回数	1						
合計	73	合計	35	合計	23	合計	12

(注) QOL：Quality of Life, 生活の質
SE：Self-Efficacy, 自己効力感
LOC：Locus of Control, 統制位置

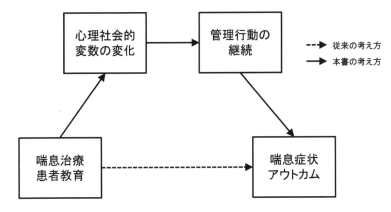

図2-2 小児喘息患者教育における媒介要因に対するアプローチ

来行われてきた喘息教育介入研究における代表的アウトカムが，喘息症状コントロールや医療機関の受診回数であったことを指摘している。さらに，SE や喘息に対する考え方などの心理社会的変数は，患者にとって明らかに重要なアウトカムであり，主要なアウトカムを生じさせるための媒介要因 (mediating factor) になり得ることが示唆されている (Clark et al., 2010)。したがって，小児喘息患者教育研究においても，媒介要因に対するアプローチが必要であると考えられる。さらに，効果指標として，アウトカムのみならず媒介要因を評価することは，媒介要因に対するアプローチの効果を明らかにするうえで重要であると考える（図2-2）。

(3) コンピュータを用いた小児喘息の患者教育介入モデル・介入方略

医療機関におけるコンピュータを用いた小児喘息の患者教育介入モデル・介入方略 医療機関におけるコンピュータによる小児喘息患者教育介入に用いられる行動科学の理論・モデル，および介入方略の含有状況を検討した結果，介入モデルおよび介入方略の2つに整理した（表2-9）。すべての介入研究が具体的な理論，概念および介入方略（行動変容技法）について言及してはいないものの，社会的認知理論 (Bandura, 1986) に基づく介入

研究が4編と最も多かった。

　介入方略の分類では，すべての研究において喘息知識の提供を実施していた。また，喘息管理行動に特有のステロイド吸入薬，および呼気速度を測定するピークフローメータの管理スキルトレーニングが次いで多かった。社会的認知理論の構成要素の1つである強化を取り入れた研究は9編と多く，即時フィードバックやメッセージの提供およびモニタリングが8編ずつと続いた。即時フィードバックは，評価時に得られた対象者の情報を即座に返却することであり，フィードバックの目標として，個人に特化している内容を明白に示すこととされている (Hawkins et al., 2008)。そして，メッセージとは，対象者の関心事について，対象者に最もふさわしい内容の情報を提供することである (Hawkins et al., 2008 ; Kreuter & Wray, 2003)。小児喘息患者に対するコンピュータを用いた教育介入では，多くの研究において行動科学の理論・モデル，および介入方略が用いられていることが明らかになった。

　学校におけるコンピュータを用いた小児喘息の患者教育介入モデル・介入方略　表2-10に示した学校におけるコンピュータを用いた小児喘息の患者教育介入においては，介入モデルはPPM (Green & Kreuter, 1991)，健康信念モデル (Baker, 1974) などが用いられていた。介入方略は，すべての研究において喘息知識を提供していた。次いで，管理スキルトレーニングが4編，次いでコミュニケーションテクニック3編であった。テイラー化 (Kreuter et al., 1999)，強化，メッセージ，モデリング，問題解決，モニタリングはそれぞれ2編ずつであった。介入方略のうち，喘息知識，管理スキルトレーニング，コミュニケーション，強化，テイラー化，モニタリング，モデリング，SE，および原因帰属は，医療機関と学校に共通して用いられていた。

　小児喘息患者に対するコンピュータを用いた効果的な教育介入モデルおよび介入方略は，喘息知識の提供とともに，社会的認知理論およびその構

第2章 小児気管支喘息の患者教育 053

表2-9 小児喘息患者に対するコンピュータを用いた教育介入モデルおよび介入方略

著者 (発行年)	教育プログラム名	介入モデル					介入方略																
		SCT	PPM	LTT	SCC	SR	喘息知識	管理スキルトレーニング	強化	アセスメント・フィードバック	モニタリング	コミュニケーション	モデリング	アクション	自己制御	問題解決	エフィカシー・セルフ	意思決定	目標設定	サポート	テイラー化	原因帰属	ロールプレイング	コーピング
Rubin et al. (1986)	—	○					○	○																
Bartholomew et al. (2000)	Watch, Discover, Think and Act (WDTA)		○				○	○	○	○	○	○			○	○	○		○			○		
Homer et al. (2000)	Asthma Control	○					○	○	○	○	○	○						○					○	
Shegog et al. (2001)	Watch, Discover, Think and Act (WDTA)		○				○	○	○	○	○	○			○	○	○		○			○		
Liberman (2001)	Bronkie the Bronchiasaurus						○	○		○	○	○	○	○	○	○	○			○				
Hazzard et al. (2002)	STARBRIGHT World								○		○									○				○
Guendelman et al. (2002)	The Health Buddy						○	○	○		○			○			○	○						
Krishna et al. (2003)	IMPACT	○					○	○	○	○	○	○												
Chan et al. (2003)	—				○	○							○	○										
Georgiou et al. (2003)	Telephonic Care Management					○		○		○											○			

(次ページに続く)

054

表 2-9 (続き)

著者(発行年)	教育プログラム名	介入モデル					介入方略																
		SCT	PPM	LT	SCN	SR	喘息知識	マネジメントスキル	強化	フィードバック・メッセージ	モニタリング	コミュニケーション	モデリング	アクション	自己制御	問題解決	エフィカシー・サポート	意思決定	目標設定	サンシャルサポート	テイラー化	原因帰属	ロールプレイ	コーピング
Huss et al. (2003)	Wee Willie Wheezie	○					○	○	○															
Krishna et al. (2006)	IMPACT	○			○	○	○	○	○	○														
McPherson et al. (2006)	The Asthma Files		○				○	○	○	○		○	○											
Socrider et al. (2006)	TEDAS	○			○	○		○	○	○	○	○	○	○	○	○	○	○	○		○			
Chan et al. (2007)	—						○				○									○				
Joshi et al. (2009)	PEMT			○			○	○		○														
合計		4	3	3	2	2	16	11	9	8	8	7	5	5	4	4	4	4	3	3	2	2	2	1

(注) SCT：Social Cognitive Theory, 社会的認知理論 (Bandura, 1986)
PPM：PRECEDE-PROCEED model, プリシード・プロシードモデル (Green, 1991)
LT：Learning Theory, 学習理論 (Skinner, 1938)
SC：Self-Care Deficit Nursing Theory, セルフケア看護理論 (Orem, 2001)
SR：Model of Self-Regulation, 自己制御理論 (Clark et al., 2001)

(出所) 飯尾 (2013)。

表2-10 学校におけるコンピュータによる小児喘息患者教育介入モデルおよび方略

著者 (発行年)	教育プログラム名	介入モデル					介入方略														
		PPM	BBFM	TTM	HBM		喘息知識	管理スキルトレーニング	テイラー化	強化	メッセージ	モデリング	問題解決	モニタリング	原因帰属	アクション	動機づけ	自己制御	セルフ・エフィカシー	目標設定	ピア活動
Yawn et al. (2000)	Air Academy™: The Quest for Airtopia	○					○	○		○	○										
Mangan et al. (2006)	Asthma agents: Patrolling and Controlling Asthma						○	○	○				○	○			○				
Bartholomew et al. (2006)	WDTA＋包括的ケア		○				○	○	○	○		○	○	○	○	○		○	○	○	
Joseph et al. (2007)	―			○	○		○	○	○	○	○										
Wyatt et al. (2008)	Okay With Asthma™		○				○	○				○				○					○
	合計	1	1	1	1		5	4	3	2	2	2	2	2	1	1	1	1	1	1	1

(注) PPM：PRECEDE-PROCEED model, プリシード・プロシードモデル (Green, 1991)
BBFM：BioBehavioral Family Model, 生物行動家族モデル (Wood et al., 2000)
TTM：Trans Theoretical Model, トランスセオレティカル・モデル (Prochaska et al., 1992)
HBM：Health Belief Model, 健康信念モデル (Becker, 1974)

成要素である可能性が高く，先行研究からも示唆されている社会的認知理論に基づく教育介入の有効性が支持されたといえる。また，セルフモニタリングによる介入効果が示唆されていることから，コンピュータによる小児喘息教育にセルフモニタリングシステムを組みこむことや，喘息日誌を提供するなど，小児喘息教育とセルフモニタリング技法を併用することが可能となる工夫を講じることが求められる。

第4節　わが国における小児喘息の患者教育に関する課題

　第4節では，第1～3節の内容を踏まえ，わが国における小児喘息の患者教育に関する課題について検討した。

1　小児喘息の患者教育に関する課題

　前節までに，小児喘息の患者教育に関する研究を概観し，小児喘息における患者教育の現状を明らかにした。飯尾他（2011a）は，小児喘息の患者教育について，患者教育は実施されているものの，知識提供による患者教育が多いこと，および患者の自己管理行動の変容・継続を見据えた継続的支援の実施が不十分であることを報告している。また，わが国における小児喘息の患者教育研究について，介入研究の種類としては事例検討が多く，体系化された介入研究が実施されていないため，教育介入効果を評価する有用な心理指標も存在しない。わが国におけるコンピュータを用いた小児喘息の患者教育は，報告されていないことからも明らかなように，諸外国と比較してわが国の小児喘息の患者教育は，未開拓の部分が多くあることがうかがえる。

　以上のことから，わが国における小児喘息の患者教育に関する課題を要約すると，以下の1）～4）の4点が考えられる。

1) 小児喘息の長期管理における心理指標（SE 尺度）を開発し，小児喘息の長期管理に果たす SE の役割を検討する必要性
2) 自己管理行動の継続を促す教育プログラムを開発するために，小児喘息の自己管理行動に影響を与える要因を明確にする必要性
3) 喘息患児および保護者の自己管理行動の継続を支援するための教育プログラムを開発する必要性
4) 患者教育プログラムの教育効果を検証する必要性

2 本研究の対象者

　小児期にある患者への医療支援においては，子どもとその家族を対象としており，子どものことをよく知っている「その子どもの専門家」である家族と，医療従事者がパートナーシップを結び，互いの専門性を尊重した取り組みが必要である（中野，2011, p.4-5）。乳幼児期の子どもは，家族が代わって疾病管理の療養行動を行なうが，学童期から思春期へと成長発達するに伴い，子ども自身が自己管理行動を学習し，責任をもって遂行できるようになる（Allen et al., 2009）。そのため，小児慢性疾患の自己管理に対する支援を行なう医療従事者は，子どもの成長発達に伴い自己管理能力を発達させ，自ら健康問題に取り組めるように働きかけることが重要である。保護者への支援としては，保護者が子どもの自己管理能力の発達に応じたかかわりができるように，保護者が代行していた疾病管理を子どもに移行できるような働きかけが求められる。

　乳幼児の発達は，養育者をはじめとする環境との相互作用により促される。養育者とは，母親のほかに父親，祖父母，保育者などを指すが，母親がその代表であるため，母子相互作用といわれる（水野，2002）。子どもとの母子相互作用において，親の働きかけは母子関係の質を決定するうえでも最も影響が大きく（佐藤他，2012），母子関係の質の高さを規定する要因として，子ども側の要因（気質，障がい等）よりも，母親の要因（応

答的働きかけ等)の方が有力であることが指摘されている (Belsky, 1999 ; Vaughn & Bost, 1999)。小児喘息患者教育は,子どもの発達段階,自己管理能力および母子相互作用を考慮し,患児および保護者の双方を対象とすることが望まれる。そこで,本書では,小児喘息患者教育の対象を,乳幼児期にある子どもにおいては患児の保護者とし,喘息管理の役割や責任が患児自身に移行するとされる学童期 (Clark et al., 2012),および思春期の子どもにおいては,対象を患児自身に設定した。

第5節　本書の目的

1　本書の目的および意義

　第2節および第3節では,小児喘息における患者教育に関する研究を概観し,第4節でわが国における小児喘息の治療管理の課題,および患者教育の課題をまとめた。これらの問題に鑑み,以降の本書の目的は,小児喘息の患児および保護者に効果的な患者教育を提供するための教育手法・内容の検討,および患者教育効果を検討することである。具体的には,1) 小児喘息の管理行動において,重要な概念である SE の評価尺度を開発し,小児喘息の長期管理に果たす SE の役割について検討すること,2) 小児喘息教育プログラムの基礎資料を作成するために,小児喘息における自己管理行動に影響を与える要因を明らかにすること,3) 喘息患児および保護者の自己管理行動の継続を支援するために,行動科学の理論・モデルに基づくテイラー化教育プログラムを開発すること,および 4) 開発したテイラー化教育プログラムの教育効果を検証すること,である。

2　本書の意義

　本書の意義は,以下の2点にまとめることができる。1点目は,喘息患

児および患児を養育する保護者の管理行動の継続を見据えた教育手法と内容を検討することによって，管理行動の継続，喘息患児の症状コントロールの改善，および患児・保護者のQOLの向上が可能になることである。2点目として，①効率的かつ効果的な患者教育手法および支援内容を明らかにすることで，②喘息患児および保護者を支援する医療従事者にとっては，多忙を極める業務内においても効果的な患者教育が実施可能となり，質の高い教育支援が提供できることである。

本書により得られる知見は，わが国における小児喘息の患者教育を発展させ，患児および保護者に効果的な教育支援を提供する基礎資料になると考えられる。

3　本書の流れ

前項の目的のもと，次に示す流れで研究を進める（図2-3）。なお，本書の研究対象者は，乳幼児期にある子どもにおいては患児の保護者，学童期・思春期の子どもにおいては患児であることから，それぞれに対する研究の成果について言及している。

【小児喘息の患者教育効果を評価する心理指標の開発】
1) 喘息患児の長期管理に果たすセルフ・エフィカシー（SE）の役割
2) 保護者が行なう子どもの喘息長期管理に果たすセルフ・エフィカシー（SE）の役割

【小児喘息の長期管理行動に影響を与える要因】
1) 先行研究の知見による小児の喘息管理行動に影響を与える要因
2) 喘息患児の長期管理行動に影響を与える要因の検討
3) 保護者が行なう喘息長期管理行動に影響を与える要因の検討

【テイラー化教育プログラムの効果の検証】
1) 就学期の喘息患児を対象としたプログラムの教育効果の検証
2) 患児を対象としたプログラム内容の評価

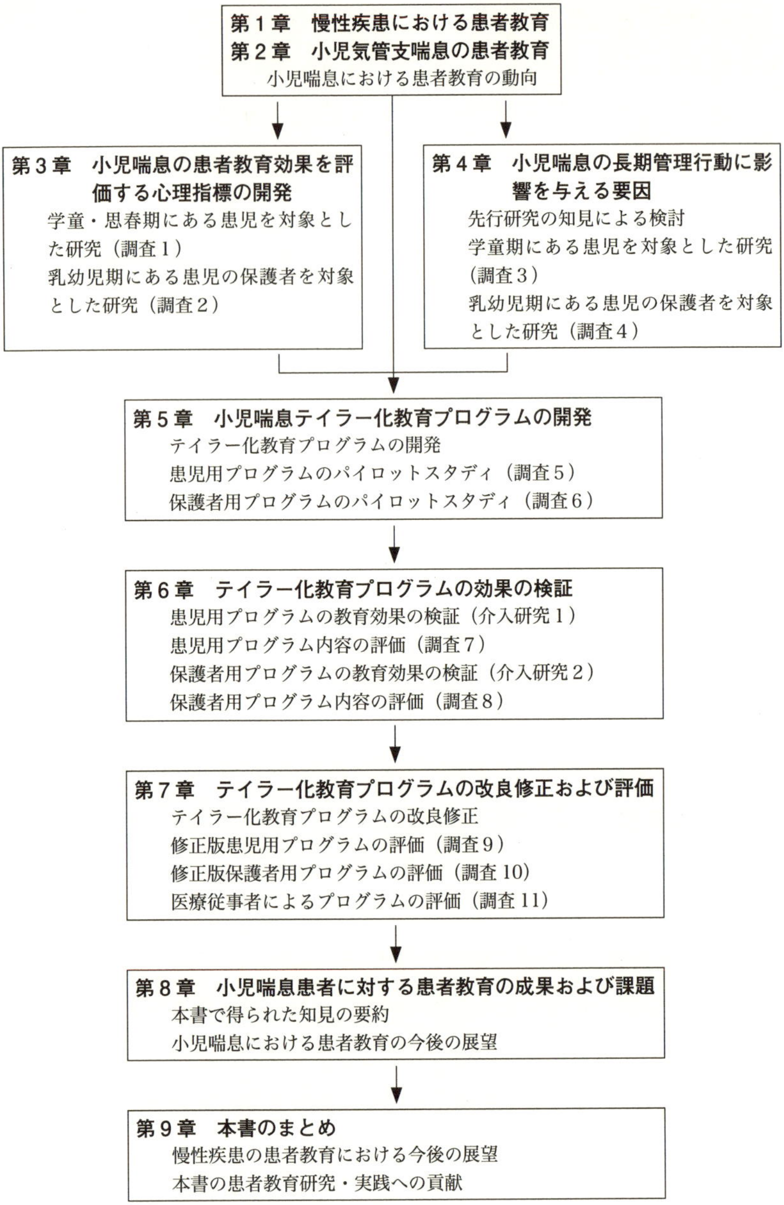

```
┌─────────────────────────────────────┐
│ 第1章　慢性疾患における患者教育      │
│ 第2章　小児気管支喘息の患者教育      │
│  　小児喘息における患者教育の動向    │
└─────────────────────────────────────┘
        │
   ┌────┴────┐
   ▼         ▼
```

┌──────────────────────────────┐   ┌──────────────────────────────┐
│ 第3章　小児喘息の患者教育効果を評 │   │ 第4章　小児喘息の長期管理行動に影 │
│ 　　　 価する心理指標の開発   │   │ 　　　 響を与える要因   │
│ 　学童・思春期にある患児を対象とし│   │ 　先行研究の知見による検討   │
│ 　た研究（調査1）   │   │ 　学童期にある患児を対象とした研究│
│ 　乳幼児期にある患児の保護者を対象│   │ 　（調査3）   │
│ 　とした研究（調査2）   │   │ 　乳幼児期にある患児の保護者を対象│
│   │   │ 　とした研究（調査4）   │
└──────────────────────────────┘   └──────────────────────────────┘

┌───┐
│ 第5章　小児喘息テイラー化教育プログラムの開発   │
│ 　テイラー化教育プログラムの開発   │
│ 　患児用プログラムのパイロットスタディ（調査5） │
│ 　保護者用プログラムのパイロットスタディ（調査6）│
└───┘

┌───┐
│ 第6章　テイラー化教育プログラムの効果の検証   │
│ 　患児用プログラムの教育効果の検証（介入研究1） │
│ 　患児用プログラム内容の評価（調査7）   │
│ 　保護者用プログラムの教育効果の検証（介入研究2）│
│ 　保護者用プログラム内容の評価（調査8）   │
└───┘

┌───┐
│ 第7章　テイラー化教育プログラムの改良修正および評価│
│ 　テイラー化教育プログラムの改良修正   │
│ 　修正版患児用プログラムの評価（調査9）   │
│ 　修正版保護者用プログラムの評価（調査10）   │
│ 　医療従事者によるプログラムの評価（調査11）   │
└───┘

┌───┐
│ 第8章　小児喘息患者に対する患者教育の成果および課題│
│ 　本書で得られた知見の要約   │
│ 　小児喘息における患者教育の今後の展望   │
└───┘

┌───┐
│ 第9章　本書のまとめ   │
│ 　慢性疾患の患者教育における今後の展望   │
│ 　本書の患者教育研究・実践への貢献   │
└───┘

図2-3　本書の流れ

3）乳幼児期の喘息患児の保護者を対象としたプログラムの教育効果の検証
　　4）保護者を対象としたプログラム内容の評価
【テイラー化教育プログラムの改良修正および評価】
　　1）テイラー化教育プログラムの改良修正
　　2）患児を対象とした修正版プログラムの評価
　　3）保護者を対象とした修正版プログラムの評価
　　4）医療従事者による修正版プログラムの評価
【小児喘息患者に対する患者教育の成果と課題】
　　1）本書で得られた知見の要約
　　2）患児および保護者対象の患者教育に関する研究知見の融合
　　3）小児喘息の患者教育における今後の展望
【慢性疾患の患者教育における今後の展望】
　　1）慢性疾患の患者教育における今後の展望
　　2）本書の患者教育研究・実践への貢献

第3章
小児喘息の患者教育効果を評価する心理指標の開発

　第3章では，患者教育の効果を評価する心理指標として，小児喘息の患児および保護者それぞれを対象とした長期管理に対するSE尺度を開発し，小児喘息患者の長期管理に果たすSEの役割を検討する。

第*1*節　喘息患児の長期管理に果たす
　　　　セルフ・エフィカシー（SE）の役割（調査1）

　調査1では，学童期および思春期の満10〜18歳の喘息患児を対象に，喘息の長期管理に対するSE尺度に関連する質問紙調査を実施した。

　なお，本調査では，喘息患児における長期管理に対するSEを，「喘息の長期管理で直面する経験的あるいは未経験の状況において，適切な行動ができるという自信の程度」と定義した。

1　調査方法および手続き

　この調査では，医師から喘息と診断され，吸入ステロイド薬，および内服薬（ロイコトリエン受容体拮抗薬）のいずれかの長期管理薬を使用し，小児専門病院のアレルギー科外来に通院している満10〜18歳の喘息患児

94名から有効な回答が得られた。

子ども自身が回答する患児用SE尺度（Childhood Asthma's Self-Efficacy Scale：以下，CASESとする）の22項目の作成は，Schlosser & Havermans (1992) の尺度項目を参考に，小児喘息管理の影響要因に関する知見 (Wigal et al., 1993；Drotar & Bonner, 2009) およびわが国の文化的背景などを考慮して作成した。さらに，患児が喘息長期管理を実践していくなかで必要な項目について，アレルギー専門医，看護師，および臨床心理士の専門職種間において議論し，内容妥当性を確認して質問項目を選出した。

調査では，回答者の属性（年齢，性別，治療内容），22項目の患児用SE尺度に加え，開発するSE尺度の妥当性を確認することを目的として，喘息コントロール状態の評価指標（Japanese Pediatric Asthma Control Program：JPAC），喘息管理の継続に対する負担感，および長期管理薬の服薬状況についても回答を得た。

2　調査により得られた知見
(1)　対象者の属性

対象者は，男児53名，および女児41名で，平均年齢は11.39歳であった。学童期の患児は67名（71.3％），思春期（中学・高校生）の患児は27名であった。吸入薬による治療内容は，「吸入ステロイド薬」が71名，「吸入ステロイド薬・β_2刺激薬配合剤」が11名と続いた。内服薬による治療内容は，ロイコトリエン受容体拮抗薬が61名と最も多かった。

(2)　CASESの開発

尺度開発のための分析を繰り返した結果，最終的に2因子6項目が抽出された（表3-1）。用意した22項目から除外された項目は，表3-2に示す。

第Ⅰ因子の【喘息服薬行動】は，「勉強やスポーツなどがどんなに忙しくても，ステロイドの吸入を忘れない」や「ステロイドの吸入を毎日続ける」という喘息治療薬の服薬行動に関する項目群が含まれていた。また，

表 3-1　喘息長期管理に対する患児用 SE 尺度（CASES）

No.	質問項目	因子負荷量 I	因子負荷量 II	共通性
第Ⅰ因子：喘息服薬行動（$\alpha = .86$）				
6）	ステロイドの吸入を毎日続ける	.944	.010	.897
7）	勉強やスポーツなどがどんなに忙しくても，ステロイドの吸入を忘れない	.904	.025	.831
9）	勉強やスポーツなどがどんなに忙しくても，飲み薬を忘れない	.622	.010	.391
第Ⅱ因子：受診行動（$\alpha = .75$）				
2）	診察の時に，今までのぜんそくの状態をお医者さんに伝える	-.114	.953	.859
3）	自分のぜんそくについてお医者さんに相談する	.106	.662	.491
15）	ぜんそくの発作を起こらないようにするためには，何をすればよいかわかる	.091	.504	.290
	因子間相関　Ⅰ		.29	

（出所）　飯尾他（2012a）。

　第Ⅱ因子の【受診行動】は，「診察の時に，今までのぜんそくの状態をお医者さんに伝える」や「自分のぜんそくについてお医者さんに相談する」などの患児の受診行動から成る項目群であった。

　CASES の信頼性を検討するために，各因子における Cronbach の α 係数を算出した。その結果，第Ⅰ因子 $\alpha = .86$，および第Ⅱ因子 $\alpha = .75$ と，すべての因子において十分な値が得られた。さらに，CASES の安定性を検討するために，折半法によって項目間の相関係数を算出したところ，$r = .70\ (p < .01)$ と強い正の相関関係が認められた。

　以上の結果から，本尺度は高い信頼性を有していることが明らかになった。

（3）　小児喘息の長期管理に果たす SE の役割

　CASES，負担感，服薬実施率，および JPAC の関連　先の過程で作成した CASES と，喘息管理に対する負担感，服薬実施率，および JPAC との関係性を検討した（表3-3）。分析の結果，CASES 総得点および負担感の間

表3-2　除外された CASES の原項目

No.	尺度原項目	平均	標準偏差
1)	病院に行ってお医者さんに診てもらう	3.36	.77
4)	ステロイドの吸入を上手に行なう	3.48	.68
5)	ステロイドの吸入をした後にうがいを忘れずに行なう	3.26	1.05
8)	くすりを毎日飲む	3.09	.96
10)	だれか（お母さんやお父さんなど）に言われなくても，1人で薬をすませる	2.73	.02
11)	自分でそうじや片づけをする	2.59	1.00
12)	犬やネコなどの毛のある動物をさける	2.76	1.17
13)	規則正しい生活をする（早ね・早おきなど）	2.41	.96
14)	ぜんそくをなおすために，ぜんそくについて勉強する	1.99	.94
16)	お医者さんに診てもらうまで待ち時間が長くても病院に行く	2.76	.98
17)	学校に遅刻や早退をしても，お医者さんに診てもらうために病院に行く	2.22	.98
18)	学校を休んでもお医者さんに診てもらうために病院に行く	2.57	1.13
19)	吸入器を洗う・乾かすなどの手入れが面倒でも吸入する	2.44	1.33
20)	長い間（何年も）くすりを使うことが面倒でも，治療をする	2.44	1.30
21)	長い間（何年も）くすりを使うことが心配でも，治療をする	2.93	1.06
22)	くすりの副作用（病気を治す効き目とは別の体に悪い作用）が心配でも治療をする	2.41	1.11

表3-3　CASES，負担感，服薬実施率および JPAC の関係

項目	CASES 総得点	第Ⅰ因子	第Ⅱ因子	負担感	服薬実施率	JPAC
CASES 総得点	1	.83**	.77**	-.46**	.25*	.16
第Ⅰ因子		1	.29**	-.54**	.33**	.05
第Ⅱ因子			1	-.17	.04	.04
負担感				1	-.15	-.28**
服薬実施率					1	.09
JPAC						1

（注）　*$p < .05$　**$p < .01$
（出所）　飯尾他（2012a）。

には，$r = -.46$（$p < .01$）と中程度の負の相関が認められた。また，負担感とJPACの間には，$r = -.28$（$p < .01$）と弱い負の相関が認められた。一方，CASES総得点と服薬実施率の間には，$r = .25$（$p < .05$）と弱い正の相関関係が認められたが，CASESとJPACの間は無相関であった。

仮説モデルの作成・検証　小児喘息の長期管理においてSEが果たす役割を明らかにするために，CASES，負担感，服薬実施率，およびJPACの関連性，および先行研究（Clark & Dodge, 1999；飯尾他，2010）の知見をもとに，「小児喘息長期管理に対するSEは，喘息管理に対する負担感を予測し，負担感の程度が喘息コントロール状態（JPAC）を予測する」という，仮説モデルを作成して検討した。SEは本来，行動の予測因子であるが，小児喘息管理においては，行動指標である服薬実施率とCASES総得点の間には正の相関が認められたものの，服薬実施率とJPACの間には相関関係が認められなかった。服薬実施率を含めた仮説モデルでは，CASES，服薬実施率，およびアウトカムとの関係を示すことが不可能であることから，先の仮説モデルを選定した。

作成した仮説モデルの検証結果を図3-1に示す。分析の結果，モデルの適合度を示す適合度指標はすべて良好な値であり，喘息患児のCASES

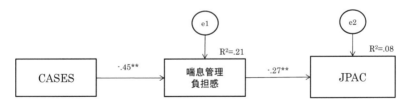

図3-1　仮説モデルの検証（CASES，負担感，およびJPACの関連）
（注）　$**p < .01$
　　　$\chi^2 = .12$（$p = .73$）
　　　GFI $= .99$
　　　AGFI $= .99$
　　　CFI $= 1.00$
　　　RMSEA $= .00$
（出所）　飯尾他（2012a）。

表3-4 気管支喘息患児の長期管理に対するセルフ・エフィカシー尺度（CASES）

ぜんそくを良くするための行動をする自信についてお聞きします。下の質問のそれぞれについて、できる自信がどの程度あるか、あてはまる数字に○をつけてください。

	自信がある	少し自信がある	あまり自信がない	自信がない
1. 勉強やスポーツなどがどんなに忙しくても、ステロイドの吸入をわすれない	4	3	2	1
2. ステロイドの吸入を、毎日続ける	4	3	2	1
3. 勉強やスポーツなどがどんなに忙しくても、飲みぐすりをわすれない	4	3	2	1
4. 診察の時に今までのぜんそくの状態を、お医者さんに伝える	4	3	2	1
5. 自分のぜんそくについて、お医者さんに相談する	4	3	2	1
6. ぜんそくの発作（ゼイゼイ・ヒューヒュー）を起こさないようにするためには、何をすればよいかわかる	4	3	2	1

（注）【評価方法】I. 服薬行動：1、2、3　II. 受診行動：4、5、6
本尺度は、上記2つの下位尺度があり、総得点のほかに下位尺度得点を算出する。それぞれ、選択された番号を合計し、得点とする。
（出所）飯尾他（2012a）。

得点が高くなると「喘息管理の負担感」が低減し，喘息治療の目標である「喘息コントロール状態（JPAC）」の安定に寄与することが示された。

3　考　察

調査1では，学童後期および思春期の喘息患児における長期管理に対するSE尺度を開発し，小児喘息の長期管理に果たすSEの役割を検討することを目的とした。

本調査で開発したCASES（表3-4）は，因子的妥当性が高い尺度であることから，小児喘息患児の長期管理のSEに関する構成概念および内容について妥当な結果が得られたとともに，高い信頼性を有していると考えられる。小児喘息コントロール状態の安定に果たすSEの役割は，負担感を予測する変数であることが明らかになったことから，喘息患児の長期管理に対するSEは，喘息管理の負担感，および喘息コントロール症状を予測する変数であることが示唆された。

CASESの項目数は6項目と適度な量であることから，対象者が回答に要する時間を考慮すると簡便であり，長期管理に対する患児のSE，および喘息管理に対する負担感を評価するうえでも実用性が高いと考えられる。さらに，CASESを用いる医療従事者においては，簡便で短時間に喘息長期管理に対するSEを評価することが可能となるだけでなく，患児が限られた診療時間内では表現しがたい喘息管理の問題に対する支援の方向性を見いだす指標としての使用可能性が期待できるものといえる。

第2節　保護者が行なう子どもの喘息長期管理に果たすセルフ・エフィカシー（SE）の役割（調査2）

調査2では，満9歳以下の持続型喘息患児を養育する保護者を対象に，

喘息長期管理に対するSE尺度に関する質問紙調査を実施した。

なお，本調査では，保護者における小児喘息長期管理に対するSEを，「保護者が子どもの喘息長期管理で直面する経験的あるいは未経験の状況において，適切な行動ができるという自信の程度」と定義した。

1　調査方法および手続き

調査2では，医師から喘息と診断され，吸入ステロイド薬，および内服薬（ロイコトリエン受容体拮抗薬）のいずれかの長期管理薬を使用し，小児専門病院のアレルギー科外来に通院している満9歳以下の喘息患児を養育している保護者139名から有効な回答が得られた。

保護者が回答する24項目のSE尺度（Parental Childhood Asthma's Self-Efficacy Scale：P-CASES）の作成は，前述したBursch et al.（1999）の尺度項目を邦訳し，その尺度項目を参考に，小児喘息管理の影響要因に関する知見（Drotar & Bonner, 2009；飯尾他, 2010；飯尾他, 2011b）およびわが国の文化的背景などを考慮して作成した。さらに，保護者が患児の喘息長期管理を実践していくなかで必要な項目について，アレルギー専門医，看護師，および臨床心理士の専門職種間において議論し，内容妥当性を確認して質問項目を選出した。

調査では，回答者の属性（年齢，性別，続柄，子どもの喘息治療内容），24項目の保護者用SE尺度に加え，開発するSE尺度の妥当性を確認することを目的として，子どもの喘息コントロール状態の評価指標（JPAC），喘息管理の継続に対する保護者の負担感，および子どもの長期管理薬の服薬状況についても回答を得た。

2　調査により得られた知見

(1) 対象者の属性

対象者の続柄は，母親129名，父親10名であり，平均年齢は38.3歳

であった。また，対象者が養育する喘息患児の性別は，男児87名，および女児52名で，患児の平均年齢は5.5歳であった。

(2) P-CASESの開発

尺度開発のための分析を繰り返した結果，最終的に4因子12項目が抽出された（表3-5）。用意した24項目から除外された項目は，表3-6に示す。

第Ⅰ因子の【長期管理薬の服薬】は，「仕事や家事がどんなに忙しくても，子どもに薬を飲ませることを忘れない」や「仕事や家事がどんなに忙しくても，子どもにステロイドの吸入をさせることを忘れない」といった喘息治療薬のなかでも長期管理薬の服薬行動に関する項目群が含まれていた。第Ⅱ因子の【環境整備行動】は，「仕事や家事などで忙しいなかでも寝具対策をする」や「仕事や家事などで忙しいなかでも室内の掃除をする」などの喘息管理における環境整備行動から成る項目群であった。また，第Ⅲ因子の【喘息管理バリア】は，「薬の副作用が心配でも服薬を続ける」や「薬を長期間（何年も）使うことが不安でも服薬を続ける」といった喘息管理に伴うバリア（阻害）要因に関する項目であった。最後の第Ⅳ因子の【受診行動】は，「受診時に喘息治療薬について医師と話し合う」や「受診時に受診前まで（普段）の子どもの状態や症状を医師に伝える」という定期受診に関する項目であった。

P-CASESの信頼性を検討するために，各因子におけるCronbachのα係数を算出した。その結果，第Ⅰ因子$\alpha = .90$，第Ⅱ因子$\alpha = .85$，第Ⅲ因子$\alpha = .74$，および第Ⅳ因子$\alpha = .73$と，すべての因子において十分な値が得られた。さらに，P-CASESの安定性を検討するために，折半法によって項目間の相関係数を算出したところ，$r = .70$（$p < .01$）と強い正の相関関係が認められた。

以上の結果から，本尺度は高い信頼性を有していることが明らかになった。

表 3-5 喘息長期管理に対する保護者用 SE 尺度（P-CASES）

No.	質問項目	因子負荷量				共通性
		I	II	III	IV	
第I因子：長期管理薬の服薬（α＝.90）						
8)	仕事や家事がどんなに忙しくても、子どもに薬を飲ますことを忘れない	.980	.010	.089	-.078	.967
9)	飲み薬を毎日飲ませる（毎日続けること）	.839	-.041	-.004	.070	.725
5)	仕事や家事がどんなに忙しくても、子どもにステロイド吸入をさせることを忘れない	.796	.031	-.067	.025	.643
第II因子：環境整備行動（α＝.85）						
12)	仕事や家事などで忙しいなかでも室内の掃除をする	-.078	.862	.016	.021	.721
13)	仕事や家事などで忙しいなかでも寝具対策をする	-.002	.859	.007	-.031	.718
15)	医療従事者からの環境整備（室内の掃除・寝具対策・ペット対策・禁煙）の指示に従う	.098	.701	-.022	.014	.553
第III因子：喘息管理バリア（α＝.74）						
23)	薬を長期間（何年も）使うことが不安でも服薬を続ける	-.045	-.031	1.009	.021	.990
24)	薬の副作用が心配でも服薬を続ける	.025	.000	.769	-.054	.592
21)	受診（通院）日とあなたの予定（仕事など）のスケジュールを合わせる	.062	.064	.369	.082	.193
第IV因子：受診行動（α＝.73）						
3)	受診時に喘息治療薬について医師と話し合う	-.039	-.051	.039	.831	.646
2)	受診時に受診前まで（普段）の子どもの状態や症状を医師に伝える	.060	-.022	-.068	.748	.571
11)	処方された薬がどのような作用（効果）があるか医療者に説明する	.003	.167	.075	.466	.334
	因子間相関 I		.359	.265	.379	
	II			.204	.423	
	III				.153	

（出所）飯尾他（2012b）。

表 3-6 除外された P-CASES の項目

No.	尺度原項目	平均値	標準偏差
1)	定期的に通院する	3.70	.56
4)	子どもに上手に吸入をさせる（吸入を仕向けるなどのあなたの手技）	3.19	.68
6)	ステロイド吸入を毎日続ける	3.14	.89
7)	子どもに上手に薬を飲ませる（内服手技）	3.50	.65
10)	医師からの薬（吸入および飲み薬・貼り薬）の指示に従う	3.30	.68
14)	犬や猫などの毛のある動物を避ける	3.23	.94
16)	子どもの喘息発作が起こらないようにするには，何をすればよいかがわかる	2.95	.62
17)	診察までの待ち時間の長さが負担でも通院する	2.20	.87
18)	環境整備（掃除や寝具対策など）をするための費用が負担でも環境整備をする	2.23	.84
19)	吸入器の手入れや補助器具の管理が負担でも吸入をする	2.52	.82
20)	子どもの学校を欠席，早退または遅刻させても通院する	2.55	1.03
22)	家族に子どもの喘息に対する理解を得ることが難しくても喘息管理を続ける	3.24	.83

(出所) 飯尾他（2012b）。

(3) 小児喘息長期管理に果たす保護者 SE の役割

P-CASES，負担感，服薬実施率，および JPAC の関連 先の過程で作成した P-CASES と，喘息管理に対する保護者の負担感，子どもの服薬実施率，および子どもの JPAC 得点との関係性を検討した（表 3-7）。分析の結果，P-CASES 総得点と負担感の間には，$r = -.44$（$p < .01$）と中程度の負の相関が認められた。また，第Ⅰ因子と「負担感」の間には $r = -.53$（$p < .01$），第Ⅲ因子と負担感の間には $r = -.32$（$p < .01$），および第Ⅳ因子と負担感の間には $r = -.18$（$p < .05$）と，それぞれ負の相関が認められた。JPAC と各変数の関連は，負担感との間にのみ有意差が認められ，$r = -.22$（$p < .01$）と弱い負の相関があった。

さらに，第Ⅰ因子および服薬実施率の間には，$r = .17$（$p < .05$）と弱い正の相関が認められた。しかしながら，他の下位尺度および P-CASES

表 3-7 P-CASES, 負担感, 服薬実施率および JPAC の関係

項目	P-CASES 総得点	第Ⅰ因子	第Ⅱ因子	第Ⅲ因子	第Ⅳ因子	負担感	服薬実施率	JPAC
P-CASES 総得点	1	.75**	.69**	.63**	.62**	-.44**	.09	.17†
第Ⅰ因子		1	.32**	.27**	.33**	-.53**	.17*	.10
第Ⅱ因子			1	.20*	.38**	-.11	-.02	.10
第Ⅲ因子				1	.16†	-.32**	.08	.18†
第Ⅳ因子					1	-.18*	-.02	.06
負担感						1	-.22**	-.22**
服薬実施率							1	-.04
JPAC								1

(注) $*p<.05$ $**p<.01$ $†p<.10$
(出所) 飯尾他 (2012b)。

総得点と服薬実施率の間には，相関関係は認められなかった。

仮説モデルの作成・検証 小児喘息の長期管理において保護者の SE が果たす役割を明らかにするために，P-CASES，保護者の負担感，子どもの服薬実施率，および子どもの JPAC 得点の関連性，および先行研究 (Clark & Dodge, 1999；飯尾他, 2010) の知見をもとに，「小児喘息長期管理に対する保護者の SE は，喘息管理に対する保護者の負担感を予測し，負担感の程度が子どもの喘息コントロール状態（JPAC）を予測する」という仮説モデルを作成して検討した。SE は本来，行動の予測因子であるが，小児喘息管理においては，行動指標である服薬実施率と P-CASES の間に有意な相関関係が認められなかった。服薬実施率を含めた仮説モデルでは，P-CASES，服薬実施率，およびアウトカムとの関係を示すことが不可能であることから，先の仮説モデルを選定した。

作成した仮説モデルの検証結果を図 3-2 に示す。分析の結果，モデルの適合度を示す適合度指標はすべて良好な値であり，喘息患児を養育する保護者の P-CASES 得点の向上は，保護者の喘息管理負担感を低減し，子

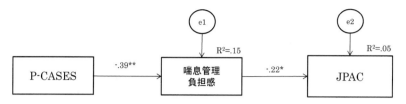

図 3-2 仮説モデルの検証結果（P-CASES，負担感，および JPAC の関連）
（注）　***p* ＜ .01
　　　*p ＜ .05
　　　χ^2 = .92
　　　GFI = .99
　　　AGFI = .97
　　　CFI = 1.00
　　　RMSEA = .00
（出所）　飯尾他（2012b）。

どもの喘息コントロール状態（JPAC）の改善および安定に寄与することが示された。

3　考　察

調査2では，満9歳以下の喘息患児を養育する保護者における長期管理に対する SE 尺度を開発し，保護者が行なう小児喘息の長期管理に果たす SE の役割を検討した。

本調査で開発した P-CASES（表3-8）は，因子的妥当性が高い尺度であることから，保護者が行なう小児喘息の長期管理の SE に関する構成概念および内容について妥当な結果が得られたとともに，高い信頼性を有していると考えられる。小児喘息コントロール状態の安定に果たす保護者の SE の役割は，子どもの服薬実施率という管理行動を予測するものではなく，保護者の負担感を予測する変数であることが明らかになった。小児喘息における長期管理は，毎日の服薬行動，およびアレルゲンの曝露を回避，除去する環境整備行動が中心となっており，長期管理行動の継続にあたっては，負担感が伴い（Rose & Garwick, 2003；Adams et al., 2004；飯尾他，

表 3-8 気管支喘息患児の長期管理に対する保護者用セルフ・エフィカシー尺度 (P-CASES)

お子様のぜんそくを管理するための行動をする自信についてお聞きします。以下の質問のそれぞれについて、できる自信がどの程度あるか、あてはまる数字に○をつけてください。

	自信がある	少し自信がある	あまり自信がない	自信がない
1. 仕事や家事がどんなに忙しくても、子どもに薬を飲ませることを忘れない	4	3	2	1
2. 飲み薬を毎日飲ませる(毎日続けること)	4	3	2	1
3. 仕事や家事がどんなに忙しくても、子どもにステロイド吸入薬を吸入させることを忘れない	4	3	2	1
4. 仕事や家事などどでも忙しくなかっても、寝具対策をする	4	3	2	1
5. 仕事や家事などどでも忙しいなかっても、室内のそうじをする	4	3	2	1
6. 医療従事者からの環境整備(室内のそうじ、寝具対策、ペット対策、禁煙)の指示に従う	4	3	2	1
7. 薬の副作用が心配でも服薬を続ける	4	3	2	1
8. 薬を長期間(何年も)使うことが不安でも服薬を続ける	4	3	2	1
9. 受診(通院)日とあなたの予定(仕事など)のスケジュールを合わせる	4	3	2	1
10. 受診時にぜんそく治療の薬について医師と話し合う	4	3	2	1
11. 受診時に受診前まで(普段)の子どもの状態や症状を医師に伝える	4	3	2	1
12. 処方された薬がどのような作用(効果)があるか、医療従事者に説明する	4	3	2	1

(注) 【評価方法】Ⅰ. 服薬行動:1、2、3 Ⅱ. 環境整備行動:4、5、6 Ⅲ. 喘息管理バリア:7、8、9 Ⅳ. 受診行動:10、11、12

本尺度は、上記4つの下位尺度があり、総得点のほかに各下位尺度得点を算出する。それぞれ、選択された番号を合計し、得点とする。

(出所) 飯尾他 (2012b)。

2010)，負担感を軽減させることがよりよい喘息コントロールにつながることが示唆されている。したがって，喘息患児を養育する保護者のP-CASES得点の向上は，保護者の喘息管理負担感を低減し，子どもの喘息コントロールの安定に寄与することが明らかになった。

　喘息管理のSEが行動やアウトカムに関連しうることは，先述のとおり諸外国の研究から示されてきた一方で，SEを向上させるための具体的支援やその過程について言及している論文は少ない（Creer, 2008）。それゆえ今後は，わが国において実際にP-CASESを用いて縦断的研究を行なうとともに，小児喘息の長期管理に対する保護者のSEを向上させる具体的方略の検討が必要である。

第4章
小児喘息の長期管理行動に影響を与える要因

　喘息管理行動の継続には，多様な要因が影響していることが報告されており（Drotar, 2000 ; Drotar & Bonner, 2009），就学期の子どもおよび低年齢の子どもを養育する保護者に特徴的な，SE以外の影響要因の存在が考えられる。そこで，第4章では，効果的な教育手法を開発するための基礎調査として，先行研究の知見を整理し，小児喘息の長期管理行動に影響を与える要因を面接調査によって検討する。

第1節　先行研究の知見による小児の喘息管理行動に影響を与える要因

　第1節では，喘息管理行動として中心的役割を担う吸入ステロイド薬や内服薬の1）服薬行動に影響を与える要因について，およびアレルゲンを回避・除去する2）環境整備行動に影響を与える要因について，先行研究の知見をまとめる。

1　服薬行動に影響を与える要因
　一般に，慢性疾患患児における服薬行動の実践には，患児側の要因のみ

ならず，薬剤および保護者などの環境要因も作用する（Graves et al., 2006；Conn et al., 2007；藤岡他，2009；安本他，2010）。

吸入ステロイド薬服用への影響要因は，「喘息治療に対する保護者の考え方」のうち，特に「喘息治療薬の副作用や薬の効用に関する知識」「治療期待感」および「負担感の認識」が報告されている（Drotar & Bonner, 2009；Laster et al., 2009）。また，Chan & DeBruyne（2000）は，吸入ステロイド薬服用に影響を与える保護者の喘息治療に対する認識として，「吸入ステロイド薬の副作用の不安」，および「喘息患者教育受講状況」を挙げている。Adams et al.（2004）は，「うっかりして服用を忘れた」などの意図的でないノンアドヒアランスについて，「正しい治療方法の理解不足」ゆえに治療薬の服用忘れが起こること，「長期管理薬の処方内容」，および「患者側と医療従事者との関係性」が影響することを報告している。Meng & MeConnell（2002）は，「喘息発作などの症状を経験すること」が治療意欲を高める要因となることを指摘した。

吸入ステロイド療法は大きく分けて，ネブライザーを用いる懸濁液，加圧式定量噴霧吸入器（pressurized Metered Dose Inhaler：pMDI），および粉末吸入器（Dry Powder Inhaler：DPI）の3つの剤型がある。低年齢児がpMDIタイプの吸入ステロイド薬を使用する場合においては，患児の身体的および精神的機能が未熟なために，吸入補助具（スペーサー）の併用が推奨されている。吸入補助具の使用を考慮するにあたっては，「患児の身体的・精神的特徴」および「吸入補助具の種類や特徴」を併せて検討する必要性が明らかになっている（Chaney et al., 2004；Melani, 2007）。

喘息患児および保護者を対象とした喘息治療薬のアドヒアランスの影響要因に関する横断研究のレビューでは，内服薬の服用に関する影響要因として，「副作用の不安・恐れ」「長期服用に伴う依存症に対する不安」「与薬の困難さ」および「治療に対する責任感」が報告されている（Bender & Bender, 2005）。また，患者側の喘息治療薬に対する正しい知識の増加

は，良好な喘息コントロール，および救急受診回数の減少に寄与することが示唆されている（Yilmaz et al., 2012）。わが国の小児慢性疾患患児における服薬行動の影響要因は，「副作用の不安・不満」「副作用の理解」「服用の困難さ」「服用の煩わしさ」「慢性疾患に対する思い」「薬の効用の理解」「疾患の理解」「服薬期間」「服薬薬剤数」および「母親がそばにいること」であることが明らかになっている（藤岡他，2009 ; 安本他，2010）。

2　環境整備行動に影響を与える要因

Laster et al.（2009）は，環境整備行動に影響を与える要因について，エアコンの購入，カーペットの除去，および住宅のリフォームなどに要する費用に対する「経済的負担」を報告している。Postma et al.（2009）によると，環境整備に関する医療的介入とその後の喘息症状との関連を説明する媒介変数（mediator）は，「環境整備に関する知識」「アレルゲンの曝露レベル」「行動能力」「結果予期」および「セルフ・エフィカシー（SE）」であり，これらが環境整備行動の影響要因であることを報告している。さらに，保護者の環境整備に対する心理社会的要因は，「コーピング」「ソーシャルサポート」，および「QOL」であることを指摘している。5 〜 12 歳の喘息患児およびその保護者を対象にした調査では，「保護者の環境アレルゲン」および「環境整備の必要性の認識不足」が環境整備行動の影響要因であることが明らかになった（Mansour et al., 2000）。また，環境整備には，「季節性要因（特に冬）」（Rose & Gerwick, 2003），「引っ越しが不可能な住居環境」および「学校環境」（Mansour et al., 2000 ; Laster et al., 2009）などの環境要因も影響することが報告されていた。

3　先行研究の知見のまとめ

以上の知見をもとに，小児喘息管理における服薬行動および環境整備行動の影響要因は，表 4-1 のように集約される。服薬行動の影響要因は，

表 4-1　先行研究において示唆された小児喘息管理の影響要因

管理行動	カテゴリー	サブカテゴリー
服薬行動	認知的要因	喘息治療に対する保護者の考え方 治療に対する責任感 正しい治療方法の理解 薬の副作用・効用に関する知識 副作用の不安
	環境要因	薬剤（剤型・用法・用量） 長期管理薬の処方内容 保護者（服薬補助者） 患者—医療従事者関係
	吸入ステロイド行動要因	吸入補助具の種類・特徴 子どもの身体的・精神的特徴 吸入ステロイド薬の副作用の不安 治療期待感 負担感 喘息発作経験 子どもに対するステロイド吸入実施の声かけ
	内服行動要因	与薬・服用の困難さ 服用の煩わしさ 長期服用に伴う依存症への不安 服薬期間 薬剤数
環境整備行動	認知的要因	環境整備に関する知識 セルフ・エフィカシー コーピング 結果予期
	環境要因	天気 季節 住居（建物） 学校環境
	社会的要因	ソーシャルサポート
	経済的要因	経済的負担
	行動要因	行動能力 アレルゲン曝露レベル

「認知的要因」「環境要因」「吸入ステロイド行動要因」および「内服行動要因」に大別される。また，環境整備行動の影響要因については，「認知的要因」「環境要因」「社会的要因」「経済的要因」「行動要因」の5要因に分類される。しかしながら，これらの知見は，諸外国の小児喘息患者の管理状況を強く反映しており，わが国の文化的背景，喘息罹患率および喘息治療の普及状況と完全に適合しているとはいいがたい。また，わが国における服薬行動の影響要因として示されている知見（藤岡他，2009；安本他，2010）は，小児がんを含む小児慢性疾患患者を対象にしたものであり，喘息患児および保護者に特化していない。さらに，三浦他（2008）は，喘息患児の保護者が子どもの喘息症状を管理するために実施している方略について質的観点から検討を行なっているが，発作時および有症状時における症状マネジメントの方略のみに焦点をあてている。喘息患者は，発作時および有症状時よりも，気道炎症の病態を有しながらも無症状で日常生活を送る時間の方が多いにもかかわらず，小児喘息の長期管理行動を詳細に検討した知見は見当たらない。

　以上の知見を要約すると，小児喘息管理の影響要因に関する知見は，以下の3点に集約される。それらは，1）わが国特有の文化を考慮した小児喘息管理の影響要因が明らかになっていない，2）喘息治療に特有のステロイド吸入薬を用いる喘息患児および保護者に特化した服薬行動の影響要因が不明確である，および3）無症状期における長期管理の継続要因が明らかになっていないことである。

第2節　喘息患児の長期管理行動に影響を与える要因の検討
　　　　（調査3）

　保護者が捉えた患児の喘息長期管理行動に影響を与える要因を検討する

ために，小児喘息で外来通院している学童期の子どもを養育する保護者を対象に面接調査を実施した。

1 調査方法および手続き

医師から喘息と診断され，小児専門病院のアレルギー科外来に通院している満7〜10歳未満の患児を養育する保護者26名に，個別に20分前後の半構造化面接を実施した。

調査内容は，(a) 基本属性（患児からみた対象者の続柄，対象者の就業の有無，患児の年齢，性別，喘息発症年齢，および喘息以外のアレルギー疾患の合併の有無），および (b) 子どもの服薬行動の継続に対する認識（負担感，対処法，工夫していること）であった。

調査内容は，承諾を得たうえでノートに記述し，逐語録を作成した。分析方法は，作成した逐語録を用いて，木下（1999）の修正版グラウンデッド・セオリー・アプローチ（Modified Grounded-Theory-Approach：M-GTA）により分析を行なった。分析の結果は，以下【カテゴリー】〈サブカテゴリー〉〔概念〕で表す。

2 調査により得られた結果

(1) 対象者の属性

回答者は，学童期の喘息患児を養育する母親24名および父親2名の合計26名であった。回答者の職業は，主婦が17名，自営業を含む有職者は9名であった。保護者が養育している喘息患児の性別は，男児18名，および女児8名であり，患児の平均年齢は6.9歳，平均喘息発症年齢は1.60歳であり，喘息以外のアレルギー疾患を合併している患児は9名存在した。

(2) 患児の服薬行動に影響を与える要因

患児の服薬行動に影響を与える要因は，【認知的要因】【環境要因】【吸

入ステロイド行動要因】および【内服行動要因】の4つのカテゴリーが生成された（表4-2）。

【認知的要因】は，〔薬の重要性を認識〕していること，〔喘息を正しく理解〕していることが，服薬行動を〈動機づけて〉いた。一方，喘息発作がなく，しばらくの間無症状であった場合の〈油断〉は，〔無症状に伴う服用忘れ〕を引き起こしていた。さらに保護者は，服薬行動を〔子どもに委託〕することによって，〈子どもの自主性〉を促していた一方で，毎日服薬することに対して〔子ども自身が負担感〕を感じていると認識していた。

【環境要因】として，子どもの成長に伴って患児自身が主体的に取り組めるように，〔子どもに声かけ〕をする〈保護者のサポート〉や，〈子ども自身の状況〉が影響していた。また，患児のライフスタイルなどを考慮し，〔1日の吸入回数を変更〕することや，患児の吸入スキルに応じて〔吸入薬の種類を変更〕するといった〈医師の理解〉も含まれていた。

【吸入ステロイド行動要因】は，〈子どもの吸入スキル〉の上達・獲得状況，吸入の〈習慣化〉〔1日の吸入回数〕が影響していた。

【内服行動要因】は，患児が嫌悪感なく内服可能であるかを意味する〔非嫌悪感〕，および〔薬の味〕が甘いことで飲みやすいといった〈嗜好〉や，服薬の〔習慣〕が影響していた。

(3) 患児における服薬行動継続のプロセス

服薬行動の継続に関する分析を通して生成された20の概念，12サブカテゴリー，および4カテゴリーとの関係を図4-1に示す。分析の結果，生成された各サブカテゴリーは，行動を促進する要因および阻害する要因に分類でき，それらには相互作用が存在していた。

患児が服薬行動を継続するにあたっては，【認知的要因】である〈動機づけ〉が行動を促進する要因であった。一方，長期間継続することに加えて，無症状に伴う〈油断〉，および〈負担感〉の出現が行動を阻害する要

表4-2 保護者が捉えた患児の服薬行動に影響を与える要因

カテゴリー	サブカテゴリー	概念	具体例
認知的要因	動機づけ	喘息の正しい理解	喘息と診断されるまでは知識がなく、吸入を毎日やっていなかった
		薬物効果の実感	吸入を続けた効果を実感した
		実施しない不安	吸入をやらないと発作が起こるので不安になる
		薬の重要性認識	吸入の重要性と効果をわかっている
	油断	無症状に伴う服薬忘れ	最近発作が起こっていないため、症状がないとつい忘れてしまう
	負担感	子どもの負担感	小さいころは従順であったが、子どもが大きくなって負担だと思っている
	子どもの自主性	子どもに委託	子どもが自分でやっている
		子どもの理解	子どもが薬のことをわかっている
環境要因	保護者のサポート	子どもへの声かけ	いまだ自分から進んで吸入することができないため、子どもに声をかける
	医師の理解	1日の吸入回数の変更	1日2回（朝・夜）から、1日1回（夜）になって楽になった
		吸入薬種類の変更	噴霧吸入は時間もかかり大変だが、ドライパウダータイプに変更になった
	子どもの状況	子どもの生活状況	週末に外出をして帰宅が遅くなった場合など、薬を忘れてしまう
		子どもの性格	薬は忘れないが、子どもの性格が飽きっぽいので、続けさせることが大変である
吸入ステロイド行動要因	吸入スキル	子どもの吸入スキル	子どもが上手に吸入できている
	習慣	習慣	吸入は歯磨きの前にやっている
	非嫌悪感	非嫌悪感	子どもが吸入を嫌がらずにやってくれる
	1日の吸入回数	1日の吸入回数	朝の15分というのはとても貴重なので、朝の吸入は大変だった
内服行動要因	嗜好	薬の味	子どもが嫌がらずに飲んでくれる 甘い薬なのでおいしい
	習慣化	習慣	習慣づいている

第 4 章 小児喘息の長期管理行動に影響を与える要因　087

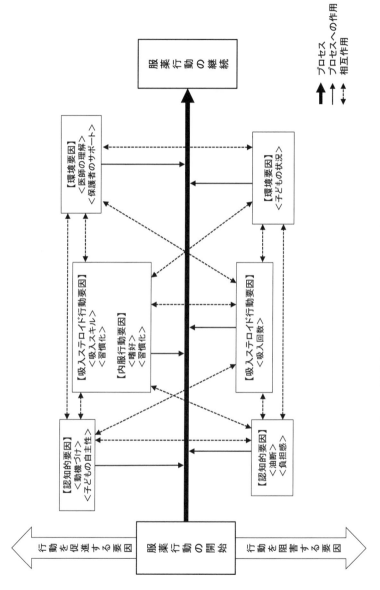

図 4-1　保護者が捉えた患児の服薬行動継続のプロセス

因として作用していた。そして，吸入ステロイド・内服の2つの【行動要因】においては，ステロイドの〈吸入スキル〉，内服薬の〈嗜好〉，および〈習慣化〉が行動を促進する要因であった。服薬継続に伴う【認知的要因】の行動促進にかかわる要因は，子どもが自ら実施するという〈子どもの自主性〉であり，【環境要因】の行動促進にかかわる要因は，〈医師の理解〉であった。一方の行動阻害要因は，子どもの性格や状況を意味する〈子どもの状況〉であった。

【認知的要因】，2つの【行動要因】および【環境要因】には，行動を促進する要因と阻害する要因（サブカテゴリー）間における相互作用のみならず，認知・行動・環境の3要因間の相互作用が存在していた。

3 考　察

調査3は，プログラム開発の基礎調査として，学童期にある喘息患児を養育する保護者が捉えた，患児の長期管理行動に影響を与える要因を検討した。その結果，患児の服薬行動には，【認知的要因】【環境要因】【吸入ステロイド行動要因】および【内服行動要因】の4つの要因が影響しており，Drotar & Bonner (2009)，Laster et al. (2000)，およびYilmaz et al. (2012) の知見を支持する結果であった。

本研究における【認知的要因】の概念は，「喘息治療薬および喘息治療の正しい理解」を前提としており，これらが服薬行動の〈動機づけ〉につながり，行動が継続できていた。Adams et al. (2004) は，うっかりして服用を忘れる背景には正しい治療方法の理解不足があると報告しているが，本調査における服用忘れは，〈油断〉している場合に起こっていた。わが国の慢性疾患患児が薬を飲み忘れる理由は，「うっかり忘れる」，および「時間がない」ためであると報告されている（内田他，1994）。したがって，諸外国とわが国における【認知的要因】の背景には差異がある可能性が示唆された。患児の内服実施に対する気持ちは，「身体のために必要なこと」，

および「仕方がないこと」と認識しているケースが多い一方で,「めんどうである」「難しい」および「つらい」などの否定的な気持ちをもっているケースも少数存在している（内田他，1994；中島他，1994）。それは喘息患児の管理行動の背景に，乳幼児期に喘息を発症する患児が多いこと，および，普段は特に喘息症状や活動制限がなく（無症状期），突然喘息発作が出現する「喘息」の疾患特性が関与していると考えられた。

　喘息患児における服薬行動の継続プロセスは,【認知的要因】，2つの【行動要因】および【環境要因】の4要因間の相互作用が存在する（Clark & Zimmerman, 1990；McGhan et al., 1998）。これらは，Bandura（1986）の社会的認知理論における，行動，認知，および社会・物理的環境という3要因が相互に影響し合うという概念に合致するといえる。田辺（2001）は，慢性疾患患児の自己管理をどう実行するかを概念化する方法として，社会的学習理論（Bandura, 1977），および自己制御（Clark et al., 1994）の2つの理論が広く受け入れられていると報告している。Bandura（1986）は，動機づけ，感情および行為の関係を説明するためには，「学習」を超えて，それをも包括する名称が必要であると考え，社会的学習理論という名前を社会的認知理論に変更している（竹中他，2002）。社会的認知理論の前身は，社会的学習理論であり，わが国における喘息患児の自己管理を説明する概念として，社会的認知理論の有用性が示唆された。

第3節　保護者が行なう喘息長期管理行動に影響を与える要因の検討（調査4）

　保護者が行なう子どもの喘息長期管理行動に影響を与える要因を検討するために，小児喘息で外来通院している6歳以下の子どもを養育する保護者を対象に面接調査を実施した。

1 調査方法および手続き

医師から喘息と診断され，小児専門病院のアレルギー科外来に通院している0歳から満6歳の乳幼児期の患児を養育する保護者48名に，個別に20分前後の半構造化面接を実施した。

調査内容は，(a) 基本属性（患児からみた対象者の続柄，対象者の就業の有無，患児の年齢，性別，喘息発症年齢，および喘息以外のアレルギー疾患の合併の有無），(b) 服薬行動の継続に対する認識（負担感，対処法，工夫していること），および (c) 環境整備行動の継続に対する認識（負担感，対処法，工夫していること）であった。

分析は，本章第2節（調査3）と同様の手順で行なった。

2 本調査により得られた知見

(1) 対象者の概要

回答者は，母親47名，および父親1名の合計48名で，回答者の職業は，主婦31名，自営業を含む有職者17名であった。回答者が養育している患児の性別は，男児31名，および女児17名であり，患児の平均年齢は3.6歳，平均喘息発症年齢は1.3歳で，喘息以外のアレルギー疾患を合併している患児は32名存在した。

(2) 保護者の服薬行動に影響を与える要因

保護者の服薬行動に影響を与える要因は，【認知的要因】【環境要因】【吸入ステロイド行動要因】および【与薬行動要因】の4つのカテゴリーが生成された（表4-3）。

【認知的要因】は，〔薬の重要性を認識〕していること，〔喘息発作入院経験〕および〔喘息を正しく理解〕していることなどが服薬行動を〈動機づけて〉いた。一方で，調査3の結果と同様に，喘息発作がなく，しばらくの間無症状であった場合の〈油断〉は，〔無症状に伴う服用忘れ〕を起こしていた。

【環境要因】として，幼児期後期の喘息患児を養育する保護者においては，子どもの成長に伴って，患児自身が主体的に取り組めるように，〔子どもに声かけ〕をする，〔子どもに委託する〕などによって〈子どもの自主性〉を促すこと，さらには保護者や患児のライフスタイルを考慮し，〔1日の吸入回数・内服回数の変更〕をすることや，患児の吸入スキルに応じて〔吸入薬の種類を変更〕するといった〈医師の理解〉が影響していた。

【吸入ステロイド行動要因】は，子どもが吸入ステロイド薬を飽きずに継続できるように〔吸入の仕向け方を工夫〕することや，〔吸入後に（シールやゼリーなどの）報酬〕を与えるなど，〈吸入を工夫〉して実施することが挙げられた。一方，ネブライザーを用いる懸濁液の〔吸入薬の剤型〕では，他の2種類の剤型に比べて〔吸入に要する時間〕が10分程度と長く，〔吸入中に子どもが飽きる〕ことや，〔吸入に対する嫌悪感〕が伴うため，〈吸入薬の特性〉および〈吸入の仕向け方〉が影響していた。また，pMDIタイプの吸入ステロイド薬を使用する患児は，吸入補助具を用いて吸入を実施することから，保護者にとっては，1日2回（朝・夕）の吸入実施のたびに，吸入補助具の洗浄・乾燥といった〈吸入補助具の管理〉が面倒であると認識していた。

吸入ステロイド薬は，経口ステロイド薬と異なり，気管支にのみ作用するため副作用がほとんどないことが知られているが，保護者は，「ステロイド」という言葉から副作用を心配しており，〈不安〉を抱えていた。また，日々の家事や仕事との両立で〈多忙〉ななかにおいても，〔習慣〕化することによって服薬行動を継続していた。

【与薬行動要因】には，患児が嫌悪感なく内服可能であるかを意味する〔非嫌悪感〕，幼少期における〔服薬経験〕といった〈嗜好〉や，保護者による〈与薬の工夫〉が影響していた。内服が苦手な患児は，〔薬に対する嫌悪感〕を抱いており，患児に散剤を与薬している保護者は，散剤を水や

表 4-3　保護者における服薬行動に影響を与える要因

カテゴリー	サブカテゴリー	概念	具体例
認知的要因	動機づけ	喘息の正しい理解	吸入を毎日やっていなかったために何度も発作を起こしていったことがわかった
		薬物効果の実感	吸入をちゃんとやったらよくなることをこどもがわかっている
		発作入院経験	入院したときは大変だったが、そのときに子どもが吸入の方法を覚えた
		実施しない不安	吸入をやらないと発作が起こるので不安になる
		薬の重要性認識	毎日の吸入の大切さをわかっている
	油断	無症状に伴う服用忘れ	喘息の症状がしばらく出ていないと吸入するのを忘れてしまう
	子どもの自主性	子どもに委託	子どもに任せている
		子どもへの声かけ	吸入するように声をかける
	非嫌悪感		子どもが吸入を嫌がらずにやってくれる
環境要因	医師の理解	1日の吸入回数の変更	1日2回のときは朝の忙しいなかでの吸入が大変だったが、夜だけになって楽になった
		1日の内服回数の変更	飲み薬を夜1回に変更してもらったら負担が減った
		吸入薬種類の変更	ドライパウダータイプの吸入はすぐに終わるから楽である
	子どもの様子	子どもの状況	夕食後などで子どもが熟睡してしまったときは吸入ができない
		子どもの機嫌	起こして吸入すると機嫌が悪くてさらに吸入できなくなる

(次ページに続く)

表 4-3（続き）

カテゴリー	サブカテゴリー	概念	具体例
吸入ステロイド行動要因	吸入の工夫	吸入後の報酬	吸入をやったらゼリーやシールなどをごほうびで与える
		吸入仕向け方の工夫	噴霧吸入をやっている際に、子どもの好きなテレビやDVDを見せる
	習慣化	吸入の慣れ	子ども自身が吸入に慣れて、覚えてきた
		習慣化	吸入後のうがいもあるため、歯磨き前に吸入するようにしている
		子どもの吸入スキル	吸入をやり始めのころは吸ったり吐いたりが難しかった
		吸入に要する時間	噴霧吸入は1回の吸入に時間がかかる
吸入の特性		1日の吸入回数	朝の吸入は忙しくて本当に大変だった
		吸入薬の剤型	前は噴霧吸入をやっていたが、時間がかかるしすぐに飽きてしまうので大変だった
		吸入補助具の種類	前の吸入補助具は10回くらい「吸って」と叫いて、をしなければならなかった
	吸入中に子どもが飽きる		（噴霧吸入は）時間がかかるため、吸入中に子どもが飽きてしまう
	吸入に対する子どもの嫌悪感		（噴霧吸入を）子どもが嫌がるため、吸入させるのが大変である
	吸入器具管理	吸入補助具の管理	吸入後に補助具を洗って乾燥させたりするのが面倒である
	不安	副作用の不安	ステロイドはお弁当で副作用で低身長の影響が出てしまうのが心配である
	多忙	多忙	朝はお弁当をアイスクリームやヨーグルトに混ぜて飲ませていた
与薬行動要因	与薬の工夫	与薬方法の工夫	粉薬をアイスクリームやヨーグルトに混ぜて飲ませていた
	嗜好	非嫌悪感	子どもが嫌がらずに飲んでくれる
		服薬経験	もともと薬を嫌がらずに飲んでくれていた
		薬の味	飲みやすくておいしいみたい
	習慣化	習慣	吸入とセットにしている
	与薬の困難さ	薬に対する子どもの嫌悪感	飲み薬を子どもがあまり好きではない
		与薬準備に要する時間	薬を水に溶かしてとなると時間がかかる
	不安	長期服用に伴う不安	薬を飲み続けることは身体に悪いという認識があり、薬を使うことに対する不安はある

アイスクリームに溶かすなどの〔与薬準備に要する時間〕が必要になるため，〈与薬の困難さ〉を感じていた。保護者は，喘息治療薬の〔長期服用に伴う不安〕を抱えていた。

(3) 保護者の環境整備行動に影響を与える要因

保護者の環境整備行動に影響を与える要因は，【認知的要因】【社会的要因】【経済的要因】【身体的要因】【環境要因】および【行動要因】の6つのカテゴリーが生成された（表4-4）。

【認知的要因】は，〔保護者の心理的傾向〕や〔家族への思い〕といった概念を指す〈保護者の認知〉，掃除を実施しなくとも生命の危機にはかかわらないといった〈気の緩み〉が影響していた。そして，環境整備の〔重要性の認識〕をしていること，および環境整備を実施したことによる患児の喘息症状に対する〔効果の実感〕をすることが環境整備行動を〈動機づけ〉ていた。アレルゲン回避目的で子どもの好きなぬいぐるみを極力減らすために，子どもに〔制限・我慢〕を強いていること，および保護者自身もできないことは〔あきらめ〕る，〔合理化〕するなどの〈葛藤〉が存在していた。

喘息における環境整備【行動要因】である室内掃除は，喘息の有無にかかわらず健常児の家庭においても実施する「家事」の1つであるため，環境整備行動を特別なものと捉えず，一連の家事行動として〈習慣化〉している様子や〔掃除方法の工夫〕をして行っている様子がうかがえた。アレルゲンが最も多いといわれる寝具の対策は，ダニを通さない高密度繊維シーツや防ダニ布団などの〈資源の活用〉をし，環境整備行動の〈負担感〉を軽減させることによって行動を継続していた一方で，このような資源の費用に対する【経済的要因】も混在していた。【社会的要因】として〔家族のサポート〕を中心とする〈ソーシャルサポート〉の存在が作用していた。また，【環境要因】として，〔住居環境〕が賃貸であることや，排気ガスなどの〔周囲の環境〕，および祖父母宅，友人宅などの他者の家で〔ペ

第4章 小児喘息の長期管理行動に影響を与える要因

表4-4 保護者における環境整備行動に影響を与える要因

カテゴリー	サブカテゴリー	概念	具体例
認知的要因	保護者の認知	保護者の心理的傾向	あまり細かく神経質にならないようにしている もともときれい好きで汚いのが嫌なタイプ
		責任感	子どものためと思っていままでやってきている 掃除をしないと子どもが苦しくなってしまう
		家族への思い	掃除は喘息の子どものためだけにやっているのではなく、兄弟や夫にとってもいいこと
		重要性の認識	発作が起こらない状態をみて、ここまでやらないとコントロールはできないことに気づいた
	動機づけ	退院後の動機づけ	退院した直後は環境整備もがんばろうと思ってやってきたが、徐々に回数が少なくなってきた
		効果の実感	毎日の環境整備は大変だが、目に見えてよくなり発作の回数が減った
	気の緩み	気の緩み	掃除を少々やらなくても命にかかわるようなことでもない これくらいは大丈夫かと思う
	負担感	寝具対策に対する負担	掃除よりも寝具対策の方が負担になってしまう
		多忙	忙しいと手抜きになってしまう
	葛藤	あきらめ	やれないことはあきらめて、やれる範囲でやっていくしかない
		制限・我慢	ぬいぐるみを極力減らしているため、子どものお姉ちゃんには我慢してもらっている
		合理化	結局どんなに完璧にやっても症状が出るときは出てしまう 家のなかより大気汚染の方が気になる
社会的要因	ソーシャルサポート	家族のサポート	掃除は祖母が手伝ってくれている
経済的要因	経済的負担	環境整備に要する費用	シーツなどは子どもの分だけでなく家族全員分が必要なため、何万円もかかった
身体的要因	身体的負担	布団干しに伴う負担	布団を取りこむことが体力的にしんどい

(次ページに続く)

表 4-4（続き）

カテゴリー	サブカテゴリー	概念	具体例
環境要因	環境	住居環境	家が賃貸のため、リフォームするにも管理者との兼ね合いがあり、いますぐには難しい
		周囲の環境	家が幹線道路沿いにあり、空気のきれいなところといわれても引っ越しはできない
		ペットとの接触	自宅でペットを飼っていないが、祖父母宅や友人宅で子どもがペットに触れてしまう
		人的環境	祖父母と一緒に住んでいるが、祖父母にとってはやはり畳は欠かせない
	資源の活用	掃除方法の工夫	小物は引き出しや箱に入れてほこりがたまらないようにしている
		負担軽減のための資源	子どもが2歳のときに高密度繊維シーツを買って楽になった
行動要因	習慣化	家事の一環	掃除はどこの家でもやっていることで、喘息の子どもがいる家庭に特別なことではない
		活用資源への思い	使えるものは使ってでも少しでも負担が減るのなら、という感じでやっている
		掃除習慣の工夫	1日にすべてやるのは大変なため、曜日によってやることを決めている

ットとの接触〕があるなどが影響していた。

(4) **保護者における服薬行動継続のプロセス**

　服薬行動の継続に関する分析を通して生成された36の概念，17サブカテゴリーおよび4カテゴリーの関係を図4-2に示した。保護者が患児の服薬行動を代行・補助し，継続することは，【認知的要因】である〈動機づけ〉が行動の促進要因であったが，無症状に伴う〈油断〉が行動を阻害する要因として作用していた。また，【行動要因】の薬に対する〈不安〉の出現は，行動を阻害する要因であった。【吸入ステロイド行動要因】における〈吸入の工夫〉〈習慣化〉の2サブカテゴリー，および【与薬行動要因】における〈与薬の工夫〉〈嗜好〉〈習慣化〉の3サブカテゴリーは，行動を促進する要因であった。一方，【吸入ステロイド行動要因】における〈吸入の特性〉〈吸入の仕向け方〉〈吸入器具管理〉〈多忙〉の4サブカテゴリー，および【与薬行動要因】における〈与薬の困難さ〉は，行動を阻害する要因であった。【環境要因】の〈子どもの自主性〉および〈医師の理解〉は，行動を促進する要因であったが，〈子どもの様子〉は行動を阻害する要因として作用していた。

(5) **保護者における環境整備行動継続のプロセス**

　環境整備行動の継続に関する分析を通して生成された24の概念，11サブカテゴリーおよび6カテゴリーの関係を図4-3に示した。保護者が環境整備行動を継続するにあたっては，【認知的要因】における〈保護者の認知〉〈動機づけ〉が行動を促進する要因であり，〈気の緩み〉〈負担感〉〈葛藤〉が行動を阻害する要因であった。【行動要因】における〈資源の活用〉および〈習慣化〉，【社会的要因】における〈ソーシャルサポート〉は，環境整備行動を促進する要因として作用していた。【経済的要因】における〈経済的負担〉，および【環境要因】における〈環境〉は，環境整備行動を阻害する要因として作用していた。

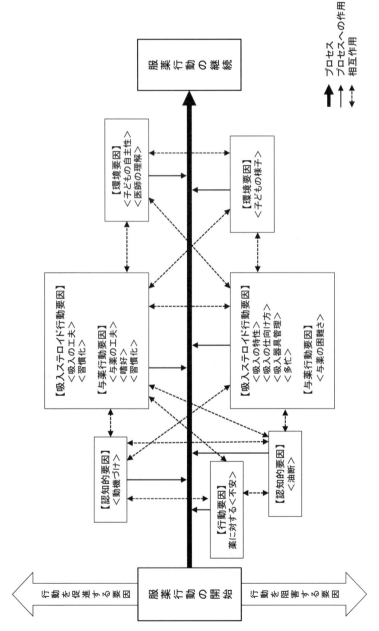

図 4-2　保護者における服薬行動継続のプロセス

第4章 小児喘息の長期管理行動に影響を与える要因 | 099

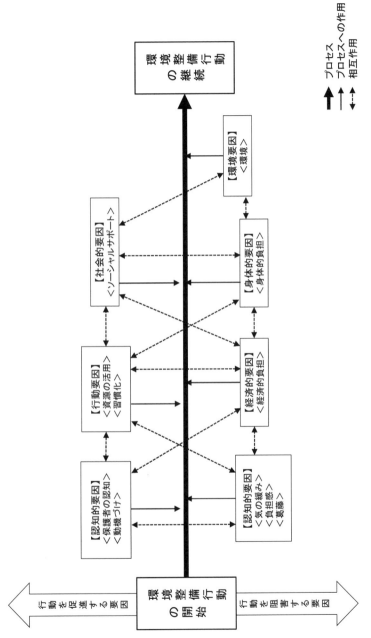

図4-3 保護者における環境整備行動継続のプロセス

3 考　察

　調査4は，プログラム開発の基礎調査として，乳幼児期の喘息患児を養育する保護者における長期管理行動に影響を与える要因を検討した。その結果，保護者による服薬行動には，【認知的要因】【環境要因】【吸入ステロイド行動要因】および【与薬行動要因】の4つの要因が影響していた。また，環境整備行動には，【認知的要因】【社会的要因】【経済的要因】【環境要因】【身体的要因】および【行動要因】の6つの要因が影響していた。

　先行研究において示唆されている【認知的要因】の概念にある〈喘息治療に対する保護者の考え方〉において，「喘息治療薬に関する知識の欠如」および「喘息治療に対する理解不足」は，服薬行動の継続に対する阻害要因であることを示している（Adams et al., 2004）。しかしながら，わが国における【認知的要因】の概念は，「喘息治療薬および喘息治療の正しい理解」を前提としており，これらが服薬行動の〈動機づけ〉につながり，行動が継続できていた。

　本調査によって得られた環境整備行動における【社会的要因】および【経済的要因】は，Laster et al.（2009）およびPostma et al.（2009）の知見を支持していた。しかしながら，先行研究における〈経済的負担〉は，エアコンの購入および住宅のリフォームなどに要する費用であったが，本調査の〈経済的負担〉は，住宅改修の費用，掃除機や加湿器の購入費用に加えて，寝具対策の負担を軽減するための資源（高密度繊維シーツおよび防ダニ布団）を購入する費用が含まれており，この点がわが国に特徴的な事項であることが明らかになった。環境整備【行動要因】については，保護者がさまざまな〈葛藤〉や〈負担感〉を抱えながらも，その負担を軽減するための〈資源の活用〉をし，環境整備行動を〈習慣化〉することによって，行動継続に至ることが明らかになった。乳幼児期の喘息患児をもつ母親の養育体験，および対処方法に影響を及ぼす要因は，親の育児ストレスの有無，および周囲のサポートの有無の2点が報告されており（石井他，

2007)，【社会的要因】に代表される〈ソーシャルサポート〉は，環境整備行動に限らず，喘息長期管理において重要な要因であるといえる。

　先行研究および本研究の知見に共通する【認知的要因】に関しては，その概念が大きく異なっていた。具体的には，「神経質にならないようにしている」といった〔保護者の心理的傾向〕や，親としての〔責任感〕「環境整備をすることは患児の喘息治療のみならず，家族が気持ちよく過ごすためにもよい」といった〔家族への思い〕が表現されていた。吉田 (2003) は，16歳以下の小児喘息患者の母親の性格傾向について，陽気で外交的，のんきで社交的である一方，短気でいらいらしやすく，神経質で他人を気にし，心配性，不安性であることを報告している。このような母親の性格と，環境整備行動における【認知的要因】の〔保護者の心理的傾向〕の直接的な関連性については言及できないが，医療従事者は，保護者とのコミュニケーションのなかから，保護者の心理的傾向や不安を情報収集し，環境整備行動の影響要因と併せて支援方法を検討することが必要である。

第5章
小児喘息テイラー化教育プログラムの開発

　疾患に関するセルフケアの教育においては；明らかにされた要因に焦点をあてた教育プログラムを開発する重要性が指摘されている（田辺,2001）。そこで，第5章では，第4章で明らかになった喘息患児および保護者における長期管理行動の影響要因に，社会的認知理論を中心とした行動科学の理論・モデルを適用させた患者教育プログラムを開発し，実用性の検討を目的としたパイロットスタディの実施について考察する。

第1節　小児喘息テイラー化教育プログラムの開発

　第1節では，第4章の調査結果をもとに，就学期の患児を対象とした小児喘息の患者教育プログラム，および乳幼児期の喘息患児の保護者を対象とした小児喘息の患者教育プログラムの開発について解説する。調査結果および行動科学の理論・モデルを患者教育プログラムに適用させるにあたり，以下の手順でプログラムを開発した。

1　テイラー化教育プログラム開発の手順
　プログラム開発において留意すべきことは，そのプログラムが，プログ

ラム提供者（医師および看護師）が実行可能で（feasibility），受け手である対象者（患児）にとって受け入れられる（acceptability）ものを開発することである。

(1) プログラム開発の3次元軸

本研究では，竹中（2005）のプログラム開発を行なう際の3次元軸の考え方（図5-1）に基づいてプログラムを開発した。3次元軸は，それぞれ，1軸に場面・状況（どこで行なうのか，だれが受け取るのか），2軸にデリバリーチャンネル（何の手段で提供するのか），そして3軸に行動変容アプローチ（どのような理論的背景で行なうのか）を示している。

1軸：場面・状況の設定 場面の設定とは，プログラムを提供すべき対象者が，実際にプログラムを実施する場面を決定することを意味する。これらの場面は，地域，保育園・幼稚園・学校，民間営利団体，病院・施設，および家庭（親子関係）などが挙げられる。今回はプログラム開発にあたり，対象者（学童期以降にある喘息患児，および未就学の喘息患児を養育する保護者）が決定しているため，プログラムの実施場面について検討を行なった。

プログラムの実施場面は，患者教育の提供場所を指す。本プログラムは，病院を提供基盤としており，入院患児のみならず，外来通院患児をも対象としている。そこで実施場面は，入院中および外来受診時とした。

2軸：デリバリーチャンネル プログラムのデリバリーチャンネルとは，プログラムの提供方法を意味する。つまり，どのような手段でプログラムを提供するかということである。配信チャンネルの内容は，個別面接，教育的手段（クラス，総合的学習，各種教室など），冊子配布・ポスター貼付，通信教育・電話指導，およびインターネット・携帯端末などがある。

デリバリーチャンネルは，1軸の対象者の規模やプログラムを実施する場面によって決定する。本プログラムは，予め対象者が決定しており，病院を基盤としたプログラム開発を行なうことが前提であった。そのため，

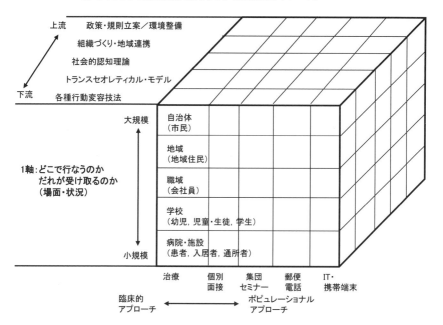

図5-1 プログラムの提供キュービック

(出所) 竹中 (2005) p.59 より改変。

デリバリーチャンネルは，看護師および臨床心理士などの医療従事者をプログラムの中心提供者として位置づけた。

表5-1に示すように，テイラー化教育は，集団教育や個別教育と比較し，初期開発費用がかかるといった欠点が存在するものの，集団教育にはない即時フィードバックが可能であることや，患者と医療従事者との相互作用が生じることなどの多くの利点が存在することがわかる。

患者側および医療従事者側の双方向から，テイラー化教育の利点および欠点を示した（表5-2）。患者側からみたテイラー化教育の利点は，患者個人に適合した情報提供が可能であること，患者自身のペースで進行可能で

表 5-1 教育場面別の特徴

場面	集団教育	個別教育	テイラー化教育
例	喘息教室 グループ面談	個別面談	コンピュータを用いた面談
利点	・多人数を対象にすることが可能	・インタラクティブ ・個別／即時の対応が可能	・インタラクティブ ・時間／場所の制約が少ない ・即時対応が可能 ・即時フィードバックが可能
欠点	・開催者主導 ・個別対応が不可能	・時間がかかる	・初期開発費用がかかる

表 5-2 患者および医療従事者の視点からみたテイラー化教育における特徴

視点	テイラー化教育	
	患者	医療従事者
利点	・患者個人に適合した情報提供が可能 ・楽しさ／簡易性／簡便性 ・時間の制約が少ない ・患者自身のペースで進行可能 ・医療者との相互コミュニケーションが可能	・個別／即時の対応が可能 ・簡便性 ・効率的な時間活用が可能 ・教育の等質性の確保／保持 ・患者との相互コミュニケーションが可能 ・地域を含めた医療提供の場における使用が可能
欠点	・低年齢患児がいる場合における教育中の養育が困難 ・アレルギー疾患以外の合併症を有する患児への指導	・導入／使用にあたって新たなシステム作りが必要 ・システムエラー時における対応が困難

あること，および時間の制約が少ないことなどが挙げられる．一方，患者側の欠点としては，低年齢児を養育する保護者が教育を受けるにあたっては，プログラム実施中の養育が困難であること，およびアレルギー疾患以外の合併症を有する患児への指導が困難であることが挙げられる．

医療従事者からみたテイラー化教育の利点は，患者との相互コミュニケーションが可能なことに加えて，個別・即時の対応が可能であること，効率的な時間活用が可能であること，および教育の等質性の確保・保持が可能であることなどが挙げられる．一方，医療従事者側の欠点としては，プ

ログラムの導入・使用にあたって新たなシステム作りが必要となること，およびシステムエラー時における対応が困難であることが挙げられる。

テイラー化教育は，いくつかの欠点が存在するものの，患者および医療従事者の双方にとって有益性が期待できるものといえる。そこで，プログラムの配信チャンネルは，対象者へのテイラー化介入を可能にすること，一定水準の患者教育が提供可能であること，および対象者の簡便性を考慮し，タッチパネル式コンピュータを採用した。

3軸：行動変容アプローチ（プログラムの理論的背景） プログラム開発では，対象者の特徴を見極めたうえで，どのような理論的背景で行なうのかという点について検討する必要がある。Redman (2004) は，慢性疾患の自己管理教育に必要な理論として，社会的認知理論，健康信念モデル，問題解決法，計画的行動理論およびTTMの5つの行動科学の理論・モデルを挙げている。本プログラム開発は，Kreuter et al. (1999a)，およびKreuter et al. (1999b) の「テイラー化」の中心概念に加えて，小児喘息の患者教育において頻繁に用いられている「社会的認知理論」を理論的背景に設定した。社会的認知理論における構成概念である強化，SE向上，およびバリア除去をプログラムに取り入れることとした。

(2) **プログラムの概念モデル**

テイラー化教育プログラムの開発においては，行動変容の理論的背景をプログラムに適用させることに加え，喘息管理行動の影響要因をプログラムに組みこむことが重要である。そこで，プログラム開発にあたっては，調査3および調査4で得られた知見，および先行研究の知見などの体系的な構成概念を，図5-2のように適用させた。本プログラムでは，患児または保護者がテイラー化喘息教育を受けることによって，喘息知識，長期管理SE，および心理的要因などの影響要因を受け，管理行動の変容・継続につながり，ひいては臨床症状のアウトカムの改善に寄与することを想定している。また，本プログラムは，図5-2をもとに，喘息知識に対し

て,「知識編プログラム」,および喘息知識を除く他の要因に対して,「行動変容編プログラム」の2部構成とした。

2　テイラー化教育プログラムの概要

プログラムは,子どもの発達段階を考慮し,乳幼児期にある患児の保護者を対象としたプログラム,および学童期・思春期にある患児を対象としたプログラムの2つを対象設定とした。それぞれのプログラムの内容について,1)喘息知識編プログラム,2)行動変容編プログラムに分けて解説する。

(1)　学童期および思春期にある患児を対象としたプログラム

知識編プログラム　知識編プログラム（図5-3）は,「喘息基礎講座」と題した基礎情報の提供,10問（学童期）または12問（思春期）の喘息に関するクイズ,および解説で構成されている。

小児喘息の基礎知識を提供するために,喘息に関するクイズは,1)小児喘息の病態,2)小児喘息治療薬,および3)小児喘息のセルフケアの3部構成とした（例:「ぜんそく発作で命をおとすことがある」）。各質問に対し,それぞれ「正しい（○）」「間違っている（×）」,または「わからない」のいずれかで回答を求め,質問に対する正解および解説が出るシステムである。

行動変容編プログラム　行動変容編プログラム（図5-4）は,1)患者情報収集,2)片付け・整理整頓,3)ペット対策,4)喘息症状悪化物質に関するクイズ,5)薬物治療1（吸入ステロイド薬）,6)薬物治療2（内服嫌悪感）,および7)薬物治療3（内服行動）の7項目で構成されている。

①　患者情報収集

患児の基本情報収集項目は,1)喘息治療に対する動機づけ,2)家族構成,および3)患児の喘息治療・管理に対するソーシャルサポート,の3項目である。

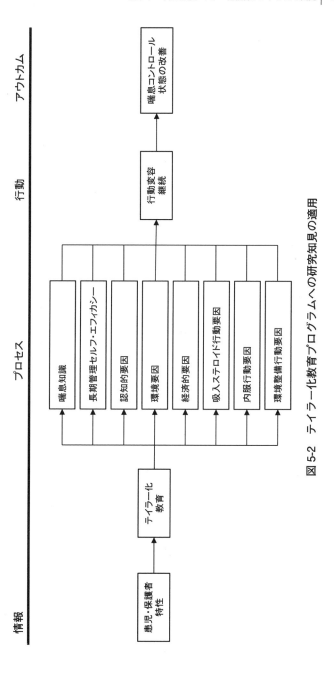

図 5-2 テイラー化教育プログラムへの研究知見の適用

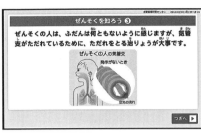
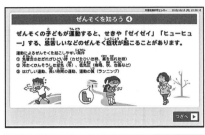
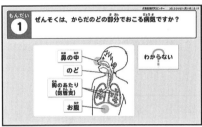
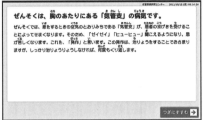
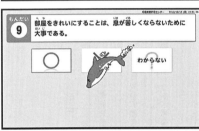
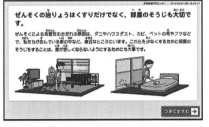
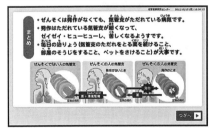
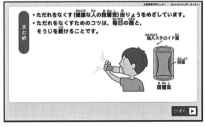

図5-3　患児用テイラー化教育プログラム（喘息知識編）

(出所)　独立行政法人環境再生保全機構第9期調査研究「気管支ぜん息患者の効果的な長期管理支援のための患者アセスメント手法と評価に応じた患者教育プログラム」。以下，図5-4～図5-10も同じ。

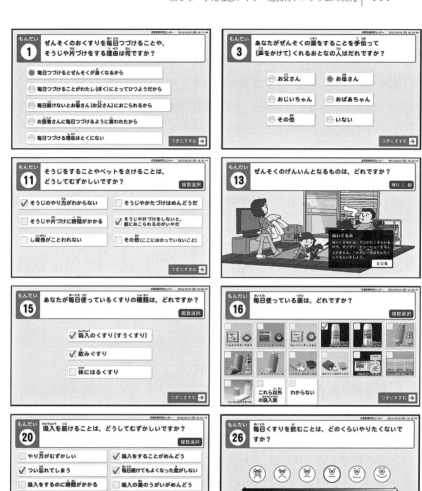

図 5-4 患児用テイラー化教育プログラム（行動変容編）

② 片付け・整理整頓

片付け・整理整頓に関する項目は，1）身の回りの片付け・整理整頓の実施有無，2）片付け・整理整頓に対する負担感の程度，および3）片付け・整理整頓の継続に対するバリア要因の選択，の3項目である。バリア要因の選択肢は，先行研究で示唆されている知見に基づき作成した。

③ ペット対策

ペット対処に関する項目は，1）毛のあるペットの飼育・接触状況，2）接触する場合における接触場所，および3）ペット対策に関する知識の有無，の3項目である。

④ 喘息症状悪化物質に関するクイズ

本項は，喘息知識の復習を兼ねて，喘息の原因物質，および悪化物質を選択するクイズである。これらは，学童期および思春期の子どもが日常生活において出くわすさまざまな場面を考慮し，1）室内環境，2）学校環境，および3）室外環境，の3場面で設定した。

⑤ 薬物治療1（吸入ステロイド行動）

吸入ステロイド薬に関する項目は，1）吸入ステロイド薬の処方有無，2）現在使用している吸入ステロイド薬の種類，3）患児自身における吸入技術評価，4）保護者からみた患児の吸入技術評価，5）吸入ステロイド薬の継続に伴う負担感，6）吸入ステロイド薬の継続に伴うバリア要因の選択，および7）吸入ステロイド薬を継続する自信，の7項目である。バリア要因の選択肢は，第4章の調査結果および先行研究で示唆されている知見に基づき作成した。

⑥ 薬物治療2（内服嫌悪感）

内服嫌悪感に関する項目は，1）内服薬の処方有無，2）内服薬の味覚に対する嫌悪感の有無，3）内服嫌悪感に対するバリア要因の選択，の3項目である。バリア要因の選択肢は，内服薬の嫌悪感を抱いている原因を問うもので，内服薬の苦味，臭気，薬剤量，剤型，および薬剤種類の複雑

さ，の5項目を指す。なお，本項目については，患児の認知発達段階を考慮し，学童前期および後期用のプログラムにのみ作成した。

⑦　薬物治療3（内服行動）

内服行動に関する項目は，1）内服薬の剤型，2）内服行動の継続に伴う負担感，3）内服行動の継続に伴うバリア要因の選択，および4）内服行動の継続に対する自信，の4項目である。バリア要因の選択肢は，第4章の調査結果および先行研究で示唆されている知見に基づき作成した。

(2)　乳幼児期にある患児の保護者を対象としたプログラム

知識編プログラム　知識編プログラム（図5-5）は，「ぜんそく基礎講座」と題した喘息の基礎情報の提供，12問の喘息に関するクイズ，および解説で構成されている。喘息に関するクイズは，1）小児喘息の病態，2）小児喘息治療薬，および3）小児喘息のセルフケア，の3部構成とした（例：「ぜんそくの人の気管支は，発作がないときにも刺激に敏感である」）。全12問の質問に対し，それぞれ「正しい（○）」「間違っている（×）」，または「わからない」のいずれかで回答を求め，各質問に対する正解および解説が出るシステムである。

行動変容編プログラム　行動変容編プログラム（図5-6）は，1）患者情報収集，2）室内掃除，寝具対策，3）ペット対策，4）禁煙，5）喘息症状悪化物質に関するクイズ，6）薬物治療1（吸入ステロイド薬），および7）薬物治療2（内服薬の与薬），の8項目で構成されている。

①　患者情報収集

基本情報収集項目は，1）プログラムの回答者の続柄，2）子どもの喘息における主管理者，3）喘息主管理者の就業状況，4）家族構成，5）喘息治療に対する動機づけ，および6）子どもの保育園・幼稚園への登園状況，の6項目である。

②　室内掃除

室内掃除に関する項目は，1）室内掃除の実施有無，2）室内掃除に対

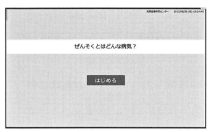
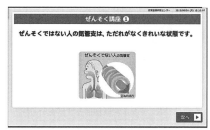
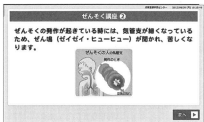
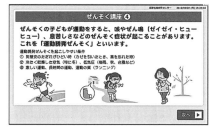
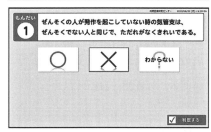
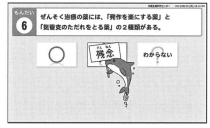
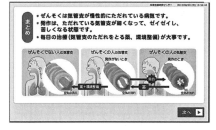
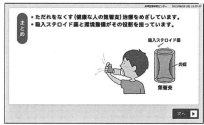

図5-5　保護者用テイラー化教育プログラム（知識編）

第5章 小児喘息テイラー化教育プログラムの開発

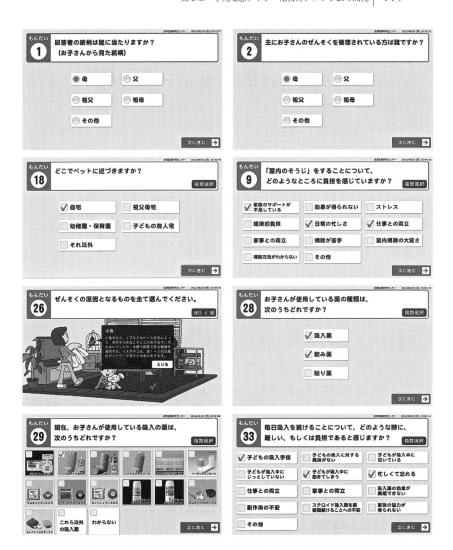

図 5-6　保護者用テイラー化教育プログラム（行動変容編）

する負担感の程度，3）室内掃除の継続に対するバリア要因の選択，および4）室内掃除を継続する自信の4項目である。バリア要因の選択肢は，第4章の調査結果および先行研究で示唆されている知見に基づき作成した。

③　ペット対策

ペット対策に関する項目は，1）毛のあるペットとの飼育・接触状況，2）接触する場合における接触場所，および3）ペット対策に関する知識の有無，の3項目である。

④　禁　　煙

禁煙に関する項目は，1）子どもにおけるタバコの煙の曝露状況，2）曝露がある場合における喫煙者の選定，および3）タバコの煙の曝露場所，の3項目である。

⑤　喘息症状悪化物質に関するクイズ

本項は，喘息知識の復習を兼ねて，喘息の原因物質，および悪化物質を選択するクイズである。これらは，乳幼児期の子どもを養育する保護者が日常生活において出くわすさまざまな場面を考慮し，1）室内環境，2）保育所・幼稚園における環境，および3）室外環境，の3場面で設定した。

⑥　薬物治療1（吸入ステロイド行動）

吸入ステロイド薬に関する項目は，1）吸入ステロイド薬の処方有無，2）現在使用している吸入ステロイド薬の種類，3）保護者における患児に対する吸入補助技術評価，4）保護者からみた患児の吸入技術評価，5）吸入ステロイド薬の継続に伴う負担感，6）吸入ステロイド薬の継続に伴うバリア要因の選択，および7）吸入ステロイド薬を継続する自信，の7項目である。バリア要因の選択肢は，第4章の調査結果および先行研究で示唆されている知見に基づき作成した。

⑦　薬物治療2（与薬行動）

与薬行動に関する項目は，1）内服薬の処方有無，2）内服薬の剤型，3）与薬行動の継続に伴う負担感，4）与薬行動の継続に伴うバリア要因

の選択,および5)与薬行動の継続に対する自信,の5項目である。バリア要因の選択肢は,第4章の調査結果および先行研究で示唆されている知見に基づき作成した。

3 プログラムのアルゴリズム

テイラー化教育プログラムは,受講すると対象者の回答内容に適合したテイラー化フィードバックプリントが作成されるシステムになっている。これは,テイラリング(Tailoring)システムと呼ばれる。

本プログラムのテイラー化フィードバックについては,テイラー化された情報をプリントアウトし,患者教育時に対象者に手渡して活用する方法を採用した。知識編プログラムのフィードバック用紙は,対象患児の名前を挿入し,喘息知識の質問文に対する対象者の回答,正解,および各質問に関する解説をフィードバックした。行動変容編プログラムのフィードバック用紙には,対象患児の名前を挿入し,各バリア要因の回答内容に対するテイラー化メッセージをフィードバックした。

患児用(学童期・思春期)テイラー化教育プログラム 学童期患児用の知識編プログラムのアルゴリズムは,10問の喘息知識に関する質問に対するフィードバックメッセージとして,対象者の回答,正解,および各質問に関する解説を提供するシステムとなっている(図5-7)。

学童期患児用の行動変容編プログラムのアルゴリズムは,質問項目に対する対象者の回答内容によって,「回答者の属性(7パターン)×5行動の変容・継続を促すメッセージ(120メッセージ)」の計840通りのなかから,テイラー化されたメッセージがフィードバックされるシステムとなっている(図5-8)。

回答者の属性は,喘息管理に対するソーシャルサポートに関する回答内容から7パターンに分類した。さらに,5行動の変容・継続を促すメッセージは,それぞれの行動に対するバリア要因の回答内容によって分類した。

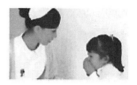

図 5-7 患児用テイラー化フィードバックプリント（知識編）

　その具体的項目数は，環境整備行動は 7 メッセージ，ペット対策行動は 19 メッセージ，吸入ステロイド行動 47 メッセージ，内服嫌悪感 15 メッセージ，および内服行動 32 メッセージの合計 120 メッセージであった。

　喘息管理行動の継続を促すために，学童期の患児を対象としたプログラムには，表 5-3 に対応するテイラー化選択肢，および社会的認知理論の概念を組み込んだ内容とした。対象者が選択する表 5-3 のテイラー化選択肢項目について，フィードバックメッセージによる行動継続支援，および専門職との面談による行動強化・継続支援を行なう。

　思春期患児用の知識編プログラムは，12 問の喘息知識に関する質問に対するフィードバックメッセージとして，対象者の回答，正解，および各質問に関する知識を提供するシステムとなっている。

発行日 <2012-10-15>
小児ぜんそく 管理支援プログラム
いいお みさ ちゃんとそのご家族の皆様

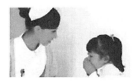

環境[かんきょう]

【そうじは、ぜんそくの治[ち]りょうにとても大事[だいじ]です】
　部屋[へや]の中[なか]のほこりやふとんには、ゼイゼイ・ヒューヒューするもととなる「ダニ」がたくさんいます。そのため、そうじをしてできる限[かぎ]り「ダニ」を退治[たいじ]し、部屋[へや]をきれいにしておくことが大事[だいじ]です。

【自[みずか]らすすんで整理整[せいりせい]とんをするように習慣[しゅうかん]にしましょう】
　まずは、あなたが普段[ふだん]多[おお]くの時間[じかん]を過[す]ごしている場所[ばしょ]（つくえやふとんのまわり）の整理整[せいりせい]とんをすることからはじめましょう。毎日[まいにち]決[き]まった時間[じかん]（例[たと]えば、宿題[しゅくだい]の前後[ぜんご]、学校[がっこう]から帰[かえ]った後[あと]、夕食[ゆうしょく]の前[まえ]など）に行[おこな]うことで、習慣[しゅうかん]になるとともに、なにより「部屋[へや]がきれいになる」ことで気分[きぶん]が良[よ]くなります。一度[いちど]に多[おお]くのことをする必要[ひつよう]はないので、少[すこ]しずつ、できることからできる時間[じかん]にやってみましょう。

吸[す]うくすり

【ぜんそくを治[なお]すためには吸[す]うくすりが大事[だいじ]です】
　ステロイドの吸[す]うくすりは、気管支[きかんし]のただれをなくし、発作[ほっさ]をおこりにくくするためのくすりで、よくなったと感[かん]じるまで長[なが]い時間[じかん]がかかります。そのため、発作[ほっさ]がないときでもステロイドの吸[す]うくすりを毎日[まいにち]使うことが大事[だいじ]です。気管支[きかんし]のただれをなくせば、くすりをやめることができます。

図 5-8　患児用テイラー化フィードバックプリント（行動変容編）

　思春期患児用の行動変容編プログラムのアルゴリズムは，質問項目に対する対象者の回答内容によって，回答者の属性（7パターン）×4行動の変容・継続を促すメッセージ（137メッセージ）の計959通りのなかから，テイラー化されたメッセージがフィードバックされるシステムとなっている。

　回答者の属性は，喘息管理に対するソーシャルサポートに関する回答内

表 5-3　学童期にある患児を対象としたテイラー化教育プログラムにおける理論適用

ターゲット行動	影響要因	調査3の知見	テイラー化選択肢	社会的認知理論の概念	テイラー化教育プログラムの具体的内容
環境整備①（ペット対策）	喘息知識	喘息知識	飼育係が辞められないペット対策を知らない	（知識提供）	・毛のあるペットと接触する機会の有無の確認 ・接触する頻度、および場所の確認 ・ペット対策に関する情報提供
環境整備②（片付け・整理整頓）	行動要因	習慣化	掃除が面倒である 親に怒られるのが嫌だ 掃除方法がわからない 掃除に時間がかかる	バリア除去（プログラム、フィードバックプリント） SE向上（フィードバックプリント、個別面談）	・身の回りの片付け・整理整頓の継続に伴うバリア要因の同定 ・SEの向上 ①言語的説得：現在できている部分・片付けによる気分の ②生理的・情動的喚起：爽快感に目を向ける
薬物治療①（吸入ステロイド行動）	吸入スキル	習慣化	吸入が面倒である 吸入後のうがいが面倒であるついつ忘れてしまう	バリア除去（プログラム、フィードバックプリント、個別面談） 強化（フィードバックプリント、個別面談）	吸入行動の継続に伴うバリア要因の同定 吸入行動を習慣化するポイントを具体的に教示 吸入行動の継続化に対するSEの向上 ①言語的説得：声かけ・確認 ②遂行行動の達成：吸入手技の確認 ③生理的・情動的喚起：吸入継続による効果の実感
	環境要因	子どもの自主性	吸入するよう声をかけてくれない		
	喘息知識	喘息知識	よくなった気がしない 吸入の必要性がわからない	SE向上（フィードバックプリント、個別面談）	
薬物治療②（内服嫌悪感）	内服行動要因	嗜好	苦味（苦い） 薬量（薬の量が多い） 臭気（薬の臭いが嫌）	バリア除去（プログラム、フィードバックプリント、個別面談）	内服薬の味覚に関するバリア要因の同定 バリア要因の対処法を教示 薬の種類、剤型、用法について、担当医師に相談する
薬物治療③（内服行動）	内服行動要因	習慣化	内服に時間がかかる 薬を飲むことが面倒でくない ついつ忘れてしまう	バリア除去（プログラム、フィードバックプリント、個別面談）	内服行動の継続に伴うバリア要因の同定 内服行動を習慣化するポイントを具体的に教示 内服の継続化に対するSEの向上
	環境要因	子どもの自主性	内服するよう声をかけてくれない 薬の種類が多くて間違える	強化（フィードバックプリント、個別面談）	①言語的説得：声かけ・確認 ②遂行行動の達成：内服スキルの確認
	喘息知識	喘息知識	よくなった気がしない 飲み薬の必要性がわからない	SE向上（フィードバックプリント、個別面談）	③生理的・情動的喚起：内服による効果の実感 内服スキルの確認（過去の内服経験に関する収集、アセスメント）

（注）SE：Self-Efficacy（セルフ・エフィカシー）

容から，7パターンに分類した．さらに，4行動の変容・継続を促すメッセージは，それぞれの行動に対するバリア要因の回答内容によって分類した．その具体的項目数は，環境整備7メッセージ，ペット対策19メッセージ，吸入ステロイド行動47メッセージ，および内服行動64メッセージの合計137メッセージであった．

喘息管理行動の継続を促すために，表5-4に対応するテイラー化選択肢，および社会的認知理論の概念を組み込んだ内容とした．対象者が選択する表5-4のテイラー化選択肢項目について，フィードバックメッセージによる行動継続支援，および専門職との面談による行動強化・継続支援を行なう．

保護者用テイラー化教育プログラム　知識編プログラムは，12問の喘息知識の質問に対するフィードバックメッセージとして，対象者の回答，正解，および各質問に関する知識を提供するシステムとなっている（図5-9）．

保護者用の行動変容編プログラムのアルゴリズムは，質問項目に対する対象者の回答内容によって，回答者の属性（14パターン）×6行動の変容・継続を促すメッセージ（381メッセージ）の計5334通りのなかから，テイラー化されたメッセージがフィードバックされるシステムとなっている（図5-10）．

回答者の属性は，1）プログラムの回答者，2）患児の喘息における主管理者，および3）主管理者の就業状況の3つの回答内容から，14パターンに分類した．さらに，6行動の変容・継続を促すメッセージは，それぞれの行動に対するバリア要因の回答内容によって分類した．その具体的項目数は，室内掃除15メッセージ，寝具対策15メッセージ，ペット対策14メッセージ，禁煙行動18メッセージ，吸入ステロイド行動191メッセージ，および与薬行動128メッセージの合計381メッセージであった．

保護者の喘息管理行動の継続を促すために，表5-5に対応するテイラ

表 5-4　思春期の患児を対象としたテイラー化教育プログラムにおける理論適用

ターゲット行動	影響要因	調査3の知見	テイラー化選択肢	社会的認知理論の概念	テイラー化教育プログラムの具体的内容
環境整備① (ペット対策)	喘息知識	喘息知識	飼育係が断れない ペット対策を知らない	(知識提供)	・毛のあるペットと接触する機会の有無の確認 ・接触する頻度、および場所の確認 ・ペット対策に関する情報提供
環境整備② (片付け・整理整頓)	行動要因	習慣化	掃除が面倒である 親に怒られるのが嫌だ	バリア除去 (プログラム、フィードバックプリント) SE (フィードバックプリント、個別面談)	・身の回りの片付け・整理整頓の継続に伴うバリア要因の同定 ・SE の向上 ①言語的説得：現在できている部分を褒める ②生理的・情動的喚起：片付けによる気分の爽快感に目を向ける
	喘息知識	喘息知識	掃除方法がわからない 掃除に時間がかかる		
薬物治療① (吸入ステロイド行動)	吸入行動要因	吸入スキル	吸入が面倒である	バリア除去 (プログラム、フィードバックプリント) 強化 (フィードバックプリント、個別面談) SE (フィードバックプリント、個別面談)	・吸入行動の継続に伴うバリア要因の同定 ・吸入行動を習慣化するポイントを具体的に教示 ・吸入行動の継続に対する SE の向上 ①言語的説得：声かけ(教示・確認) ②遂行行動の達成：吸入手技の確認 ③生理的・情動的喚起：吸入継続による効果の実感
		習慣化	吸入後のうがいが面倒である 吸入することを忘れてしまう		
	環境要因	子どもの自主性	吸入するよう声をかけてくれない		
	喘息知識	喘息知識	よくなった気がしない 吸入の必要性がわからない		
薬物治療② (内服行動)	内服行動要因	嗜好	苦味(苦い) 薬量(薬の量が多い) 臭気(薬の臭いが嫌) 錠剤(薬の粒が大きい)	バリア除去 (プログラム、フィードバックプリント、個別面談) 強化 (フィードバックプリント、個別面談) SE (フィードバックプリント、個別面談)	・内服薬の味覚に関するバリア要因の同定 ・バリア要因の対処法を教示 ・薬の種類、剤型、用法について、担当医師に相談する ・内服行動の継続に伴うバリア要因の同定 ・内服行動を習慣化するポイントを具体的に教示 ・内服行動の継続に対する SE の向上 ①言語的説得：声かけ(教示・確認) ②遂行行動の達成：内服継続による効果の実感 ③生理的・情動的喚起：内服継続による効果の実感 ・内服スキルの確認(過去の内服経験に関する収集、アセスメント)
		習慣化	内服に時間がかかる 薬を飲むことが面倒である 内服することを忘れてしまう		
	環境要因	子どもの自主性	内服するよう声をかけてくれない		
		医師の理解	薬の種類が多くて間違える		
	喘息知識	喘息知識	よくなった気がしない 飲み薬の必要性がわからない		

(注) SE：Self-Efficacy (セルフ・エフィカシー)

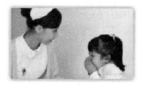

図 5-9　保護者用テイラー化フィードバックプリント（知識編）

一化選択肢，および社会的認知理論の概念を組み込んだ内容とした。対象者が選択する表 5-5 のテイラー化選択肢項目について，フィードバックメッセージによる行動継続支援，および専門職との面談による行動強化・継続支援を行なう。

医療従事者用テイラー化フィードバック　医療従事者が患者教育でプログラム結果を使用するために，患児用および保護者用プログラムともに，対象者における知識編・行動変容編プログラムの回答内容を印刷するしくみとした。

発行日 <2012-08-20>
小児ぜんそく 管理支援プログラム
いいお みさ ちゃんとそのご家族の皆様
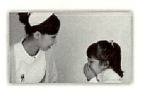

そうじ

【多忙な中においてでも工夫してそうじを行える環境を整えましょう】
　お子さんのぜんそくの管理だけでなく、家事や育児などの日々の忙しさで、そうじをする時間のみを確保することは難しいことです。ぜんそく発作を予防するためのそうじと気構えず、普段行っているそうじ方法に少し工夫を加えましょう。
　家事を行う際にまとめて行うことや、曜日毎にそうじをする箇所や内容を決めておくなど、普段の習慣の中でできる工夫によって、わざわざそうじ時間を確保しなくとも、無理なく行うことができます。また、不要な物は捨てる勇気も必要です。物が多いことで負担に感じていたそうじも、本当に必要な物と不要な物とを取捨選択することで、負担感の軽減にもつながります。

【家族のサポートを効果的に活用しましょう】
　室内そうじを継続する一番の「コツ」は、家族のサポート（支援）を受けることです。情緒的なサポートはあなたの家族に対するお声かけひとつで異なってきます。家族にそうじを手伝ってもらった場合には、心をこめて「ありがとう」を伝え、次の機会にも気持ち良く手伝ってもらえるような心遣いができるとよいですね。道具的なサポートとしては、そうじ用品（掃除機や加湿器など）を工夫することや上手に活用することなどです。さまざまなサポートを上手に活用し、そうじを継続していきましょう。

図 5-10　保護者用テイラー化フィードバックプリント（行動変容編）

第2節　プログラムのパイロットスタディ

　第2節では、開発したテイラー化教育プログラムの実行可能性を検討してみる。具体的には、学童期の喘息患児を対象とした患児用プログラムの評価、および未就学喘息患児の保護者を対象とした保護者用プログラムの評価として、パイロットスタディを実施した。

第5章　小児喘息テイラー化教育プログラムの開発

表5-5　乳幼児喘息患児の保護者を対象としたテイラー化教育プログラムにおける理論適用

ターゲット行動	影響要因	調査3の知見	テイラー化選択肢	社会的認知理論の概念	テイラー化教育プログラムの具体的内容
環境整備①(室内掃除)	行動要因	習慣化	日常の忙しさで掃除が難しい 家事との両立が難しい 仕事との両立が難しい	バリア除去 (プログラム，フィードバックプリント)	・室内掃除の継続に伴うバリア要因の同定 ・SEの向上：①言語的説得：現在実施できている部分を褒める ②生理的・情動的喚起：室内掃除による気分の爽快感に目を向ける ・ソーシャルサポート(手段的サポート)に関する情報提供
	認知的要因	負担感	掃除は大変である	SE (フィードバックプリント，個別面談)	
		保護者の認知	掃除をすることがストレスになる		
	経済的要因	経済的負担	経済的に負担である		
	社会的要因	社会的負担	家族のサポートが得られない	強化 (フィードバックプリント，個別面談)	
	喘息知識	喘息知識	掃除の効果が得られない 掃除の方法がわからない		
環境整備②(寝具対策)	行動要因	習慣化	日常の忙しさで寝具対策が難しい 家事との両立が難しい 仕事との両立が難しい	バリア除去 (プログラム，フィードバックプリント)	・寝具対策の継続に伴うバリア要因の同定 ・SEの向上：①言語的説得：現在実施できている部分を褒める ②生理的・情動的喚起：寝具対策による気分の爽快感に目を向ける ・ソーシャルサポート(手段的サポート)に関する情報提供
	認知的要因	負担感	寝具対策は大変である	SE (フィードバックプリント，個別面談)	
		保護者の認知	寝具対策がストレスである		
	経済的要因	経済的負担	経済的に負担である		
	社会的要因	社会的負担	家族のサポートが得られない	強化 (フィードバックプリント，個別面談)	
	身体的要因	身体的負担	身体的に負担である		
	喘息知識	喘息知識	掃除の効果が得られない 掃除の方法がわからない		
環境整備③(ペット対策)	喘息知識	喘息知識	ペット対策を知らない	(知識提供)	・毛のあるペットと接触する機会の有無の確認 ・接触する頻度，および場所の確認 ・ペット対策に関する情報提供

(次ページに続く)

表 5-5 (続き)

ターゲット行動	影響要因	調査3の知見	テイラー化選択肢	社会的認知理論の概念	テイラー化教育プログラムの具体的内容
環境整備④（タバコ対策）	喘息知識	喘息知識		（知識提供）	・子どもがタバコの煙に曝露される機会の有無の確認 ・喫煙者、タバコの煙の曝露場所の選定 ・禁煙に向けた情報提供（喘息患児に対するタバコの悪影響）
薬物治療①（吸入ステロイド行動）	吸入行動要因	吸入の特性	子どもが上手に吸入できない 子どもが吸入に対する興味がない 吸入中に子どもが泣いている 吸入中に子どもがじっとしていない 吸入中に子どもが飽きてしまう	バリア除去 （プログラム、フィードバックプリント）	・吸入行動の継続に伴うバリア要因を具体的に教示 ・吸入行動を習慣化するポイントを具体的に教示 ・吸入行動の継続に対するSEの向上. ①言語的説得：声かけ（教示・確認） ②遂行行動の達成：吸入手技の確認 ③生理的・情動的喚起による効果：吸入継続による効果の実感
		習慣化	日常の忙しさで吸入が難しい 家事との両立が難しい 仕事との両立が難しい	強化 （フィードバックプリント、個別面談）	
		不安	副作用の不安がある 長期間の服用が不安である		
	社会的要因	社会的負担	家族のサポートが得られない	SE （フィードバックプリント、個別面談）	
	喘息知識	喘息知識	よくなった気がしない		
薬物治療②（与薬行動）	内服行動要因	与薬の困難さ	薬を上手に飲ませられない 薬を飲ませるのに時間がかかる	バリア除去 （プログラム、フィードバックプリント、個別面談）	・薬の種類、剤型、用法について、担当医師に相談する. ・内服行動の継続に伴うバリア要因を具体的に教示 ・内服行動を習慣化するポイントを具体的に教示 ・内服行動の継続に対するSEの向上. ①言語的説得：声かけ（教示・確認） ②遂行行動の達成：内服継続の確認 ③生理的・情動的喚起：内服継続による効果の実感 ・内服スキルの確認（過去の内服経験に関する情報収集、アセスメント）
		嗜好	子どもが薬を嫌がる		
		習慣化	日常の忙しさで与薬を忘れる 家事との両立が難しい 仕事との両立が難しい	強化 （フィードバックプリント、個別面談）	
		不安	副作用の不安がある 長期間の服用が不安である		
	社会的要因	社会的負担	家族のサポートが得られない	SE （フィードバックプリント、個別面談）	
	喘息知識	喘息知識	よくなった気がしない 飲み薬の必要性がわからない		

（注）SE：Self-Efficacy（セルフ・エフィカシー）

1 患児用プログラムのパイロットスタディ（調査5）

小児専門病院アレルギー科において，医師から喘息と診断され，外来通院している学童期の患児を対象に，パイロットスタディを実施した。

(1) 実施方法および手続き

7～12歳の患児14名（男児9名，女児5名，平均年齢9.4歳）から同意・協力が得られた。対象者に，外来の多目的室において，知識編テイラー化プログラムを実施した。さらに，対象患児の翌再診時において，同プログラムを実施し，プログラムの実施前後における実用性を評価した。

評価内容は，プログラムに組みこまれている喘息知識を問うクイズ全10問に加え，喘息管理を継続することに対する負担感，自信の程度，および治療に対する期待感について回答を得た。

(2) 得られた知見

患児用テイラー化教育プログラムの実施前後における喘息知識，喘息管理に対する負担感，自信，および治療期待感の変化を表5-6に示す。プログラムの実施前後における喘息知識得点の変化を検討した結果，患児の喘息知識は，図5-11に示したように，プログラム実施前と比較し，有意に増加していた（$p < .01$）。プログラム実施前後における喘息管理に対する負担感，自信，および治療期待感の変化については，有意差は認められなかった。

(3) 考　察

調査5では，患児用プログラムの実行可能性を検討することを目的とした。その結果，患児を対象としたテイラー化教育プログラムの実施は，患児の喘息知識の有意な増加をもたらし，患児が自身の病気について学び，考えるよい機会になっていたと考えられる。喘息発症期に提供される患者教育では，発症が乳幼児期における発症が多い（濱崎他監修，2012，p.36）ことから，保護者を対象としたものであることが多い。しかしながら，小児期にある患者の教育支援においては，保護者のみならず，患児が

表 5-6 患児用テイラー化教育プログラムの評価

評価項目	教育前[a] M	教育後[a] M	p 値
喘息知識得点	7.2	9.0	.00**
喘息管理に対する負担感	2.0	2.0	1.00
喘息管理に対する自信	3.4	4.0	.64
治療期待感	4.0	4.0	.14

(注) **p < .01　[a]：n = 14　M：中央値

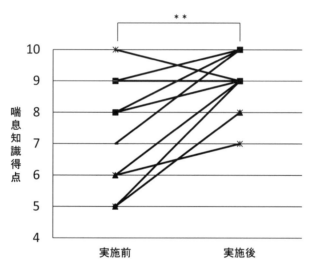

図 5-11　プログラム実施前後における喘息知識の変化
(注) **p < .01

　主体的に治療に取り組めるような動機づけ支援が必要である。本プログラムは，喘息について気軽に学ぶことができる場（環境）の提供が可能であるとともに，患者教育ツールとしても実用可能であるといえる。
　Shegog et al.（2004）は，喘息知識の提供をベースとしたコンピュータエキスパートシステム "Stop Asthma" を開発し，体系的かつ利用しやすい介入アプローチとなりうる可能性を指摘している。今回開発したプロ

グラムにおいても，Shegog et al. (2004) と同様に，喘息知識について患児自身が体系的に学ぶことが可能であり，患児にとって利用可能で簡便性を有する患者教育ツールとなりうる可能性が示唆された。

本プログラムの実施によって，患児の喘息知識は増加したものの，教育前後における喘息管理に対する負担感，自信，および治療期待感については，変化が認められなかった。Gibson et al. (2002) は，喘息知識の提供のみで行動変容を促すことは困難であり，情報提供に限られた教育には効果がないことを報告している。しかしながら，慢性疾患を有する子どもに対するセルフケア支援において最も多く用いられている要素は，疾患知識の提供を含む教育的要素である (Krik et al., 2012)。今後は，疾患理解を促す喘息知識編プログラムに加え，行動変容・継続を促す行動変容編プログラムを併せて実施・提供することが求められる。

2 保護者用プログラムのパイロットスタディ（調査6）

小児専門病院アレルギー科において，医師から喘息と診断され，外来通院している乳幼児期の患児を養育する保護者を対象に，パイロットスタディを実施した。

(1) 実施方法および手続き

医師から喘息と診断されている乳幼児期の患児を養育する保護者13名を対象とした。

(2) 実施場所および手続き

13名（母親12名，および父親1名，患児平均年齢5.5歳）の保護者から同意・協力が得られた。対象者に外来の多目的室で保護者用テイラー化プログラムを実施し，プログラム終了後において，プログラム評価票を配布し記載を求め，外来診察後に回収した。

調査内容は，(a) プログラムに組み込まれている10問の喘息知識クイズ，(b) 知識編プログラムの感想，(c) プログラムの良かった点，およ

び (d) プログラムの悪かった点の4項目であった。

(3) 得られた知見

対象者における喘息知識の平均得点は，10点満点中9.6点であった。知識編プログラムに関する自由回答では，「クイズ形式になっているところがわかりやすかった」という意見があった一方で，「クイズ内容はすでに知っている内容で簡単であった」との意見もあった。

プログラムのよかった点，および悪かった点に関する評価を表5-7に示す。プログラムのよかった点に対する回答では，「絵（イラスト）で見るとわかりやすい」「親しみやすい感じでよかった」「自分が知りたいことややるべきことがわかるのでよい」などといった意見があった。フィードバックプリントのよかった点に対する回答は，「パンフレットをもらうだけより，自分の答えたことに対応した中身で，より興味をもってプリントを読むことができた」「フィードバックプリントは家の見えるところに貼って時々点検できる」などの意見があった。

一方で，プログラムおよびフィードバックプリントの悪かった点に対する自由回答では，「冊子などでも得られる情報であった」「もっと統計的な情報が知りたい」といった改善点に関する意見があった。

(4) 考　察

調査6では，乳幼児期の喘息患児の保護者を対象に，保護者用プログラムの実行可能性を検討した。その結果，保護者の喘息知識平均得点は9.6点と高く，対象者の多くが全問正解であり，保護者は，本プログラムのクイズ内容の難易度が低いと感じていた。この理由として，小児専門病院を受診している多くの喘息患児の保護者は，外来診察時の担当医による説明を受けていることに加え，科が主催している喘息教室を受講しており，すでに十分な喘息知識を獲得していることが影響していると考えられる。

Wade (2004) は，新しいテクノロジーを取り入れた小児およびその家族に対する心理的介入によって，患児の喘息症状および両面感情（アンビ

表5-7 プログラムのよかった点および悪かった点に関する意見

評価項目	分類	得られた感想・意見の具体例
プログラムのよかった点	内容	・いままでの復習になった ・新しい知識を学ぶことができた ・絵で見るとわかりやすい ・ペットなどが家になっているため、普段あまり気にしていないことが確認できてよかった ・クイズ形式になっているところがわかりやすかった ・喘息に関して曖昧に考えていたところを再認識するきっかけになった ・自分の環境整備について見直すことができた ・知識を確認しやすい ・自分の子どもに合った内容でよい
	実用性	・タッチパネルで使いやすかった ・楽しく学べた ・短時間で効率よく学ぶことができた ・親しみやすい感じでよかった
プリントのよかった点	内容	・指導内容がプリントとして残ることがよかった ・パンフレットをもらうだけより、自分の答えたものに対応した中身でより興味をもって読めた
プログラムの悪かった点	内容	・少しわかりにくいところがあった ・理由を選ぶ項目では、もう少し項目の種類が多いとよい ・冊子などでも得られる情報であった
	プリント	・統計的な情報が知りたい ・プリントではなく、自分の携帯電話やPCでいつでも見られるようになるとうれしい ・紙ベースはなくしてしまう、エコではない

バレンス)を改善させる可能性を示唆している。本研究で開発した行動変容編プログラムは，コンピュータのエキスパートシステムを駆使することで，対象者の行動要因および状況にテイラー化したフィードバックが可能となった。コンピュータテクノロジーを患者教育に取り入れることによって，対象者が感じていた「自分の答えたことに対応した中身で，より興味をもってプリントを読む」ための支援が実現できたと考える。

　コンピュータテクノロジーの進歩には，利用可能性の増大，および双方向性の拡大という利点と，直接性，非言語的コミュニケーションの減少，およびプライバシーの問題という欠点が表裏一体で存在する (Wade, 2004)。わが国における患者教育において，コンピュータテクノロジーを使用したテイラー化教育プログラムは初めての試みである。本プログラムは，単にコンピュータを用いて患者教育を実施するのではなく，本プログラムを個別面談時のツールとして活用する形式を採用している。そのため，医療従事者の介在は，コンピュータテクノロジーの欠点である，直接性，非言語的コミュニケーションの減少，およびプライバシーの問題を補完する役割を担うことができると考えられる。

第6章
テイラー化教育プログラムの効果の検証

　第3章において，喘息患児の長期管理に果たすSEの役割を検討し，患児および保護者のSEは，行動変容を予測する重要な役割を果たしており，喘息の患者教育研究における評価指標として有用であることを示した。さらに，第5章では，第4章において明らかにした小児喘息における長期管理行動の影響要因に，社会的認知理論を適用させたテイラー化教育プログラムを開発した。そこで第6章は，第5章で開発した学童期・思春期にある喘息患児，および乳幼児期の喘息患児の保護者を対象としたテイラー化教育プログラムの効果について，RCTによって検証する。

第1節　就学期の喘息患児を対象としたプログラムの教育効果の検証（介入研究1）

　第1節では，就学期の喘息患児を対象に開発した，患児向けテイラー化教育プログラムの効果を検証する。

1　介入方法および手続き
　介入研究1では，医師から喘息と診断され，小児専門病院を受診した満

表6-1　喘息コントロール状態の評価

評価項目	コントロール状態[*1]		
	良好 (すべての項目が該当)	比較的良好	不良 (いずれかの項目が該当)
軽微な症状[*2]	なし	(≧1回/月)<1回/週	≧1回/週
明らかな喘息発作[*3]	なし	なし	≧1回/週
日常生活の制限	なし	なし(あっても軽微)	≧1回/週
$β_2$刺激薬の使用[*4]	なし	(≧1回/月)<1回/週	≧1回/週

(注)　*1：コントロール状態を最近1ヵ月程度の期間で判定する。
　　　*2：軽微な症状とは，運動や大笑い，啼泣の後や起床時に一過性に見られるがすぐに消失する咳や喘鳴，短時間で覚醒することのない夜間の咳込みなど，見落とされがちな軽い症状を指す。
　　　*3：明らかな喘息発作とは，咳込みや喘鳴が昼夜にわたって持続あるいは反復し，呼吸困難を伴う定型的な喘息症状を指す。
　　　*4：可能な限りピークフロー(PEF)やフローボリューム曲線を測定し，「良好」の判定には，PEFの日内変動が20％以内，あるいは自己最良値の80％以上，1秒量(FEV_1)が予測値の80％以上，$β_2$刺激薬反応性が12％未満であることが望ましい。
(出所)　濱崎他監修(2012) p.124。

7〜18歳の患児227名のうち，JPACによる最近1ヵ月程度のコントロール状態が，表6-1の「比較的良好」および「不良」に該当する患児106名を対象とした。JPGL2012(濱崎他監修，2012)においては，図6-1に示すように，喘息コントロール状態を評価し，「比較的良好」および「不良」に該当する者に対して適宜患者教育を実施することが推奨されていることから，対象者の条件を設定した。

本研究におけるランダム割付は，病院内の担当部署でテイラー化教育プログラムを受講する群(プログラム群)，および子ども向け喘息パンフレットを配布される群(パンフレット群)の2群に割付を行なった。

評価内容は，(a)回答者の属性(年齢および性別)，(b)最近1ヵ月の服薬アドヒアランス，(c) CASES(飯尾他，2012a)，(d)喘息コントロール状態(JPAC)，(e)喘息管理の継続に対する負担感，(f)小児用健康統制位置尺度(Children's Health Locus of Control Scale：小児用HLC尺度。

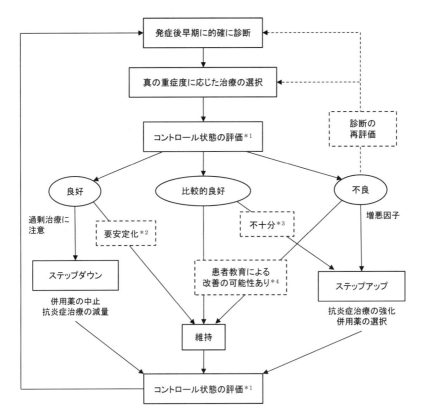

図 6-1 コントロール状態による長期管理の進め方

(注) ＊1：コントロール状態の評価に際しては，服薬状況や吸入方法，環境整備などに関するアドヒアランスを確認し，必要ならば適宜，患者教育を行なう。
＊2：良好な状態が3ヵ月以上安定していることが確認されるまで治療内容を維持する。
＊3：比較的良好と判定される状態が3ヵ月以上持続する場合は，治療が不十分と判断しステップアップを検討する。
＊4：患者教育（＊1）による改善効果が期待できる場合には，治療内容をステップアップせずに維持してもよい。
(出所) 濱崎他監修（2012）p.123。

田辺, 1997a), (g) 喘息知識得点, および (d) 呼気一酸化窒素濃度 (Fractional exhaled Nitric Oxide：FeNO) であった。

本研究のプロトコルを図6-2に示す。まず, ベースライン調査票を配

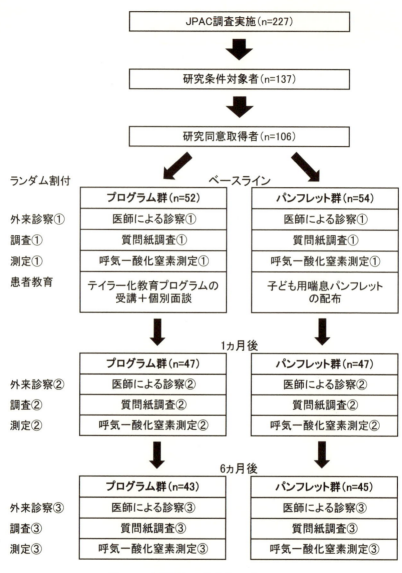

図6-2　患児対象の教育介入プロトコル

布・回収後に，呼気一酸化窒素濃度を測定した。続いて，各対象者にランダム割付された患者教育を実施した。教育介入後の調査は，患者教育実施の1ヵ月後および6ヵ月後において，介入後調査票を配布し，記入済みの調査票を回収した後に，呼気一酸化窒素濃度を測定した。

2　介入内容

プログラム群の対象者は，患児の保護者による監視下において，テイラー化教育プログラムを受講した。プログラム結果のテイラー化フィードバックメッセージは，教育提供者（看護師または臨床心理士）が印刷をして手渡し，その際に，プログラムの回答結果をもとに，教育提供者との個別面談を5〜10分程度実施した。

パンフレット群の対象者には，「喘息知識を提供すること」を統制する目的で，教育提供者が子ども向けアレルギー疾患パンフレット（グラクソ・スミスクライン社，2011）を配布した。配布時に喘息に関する質問事項などがあった場合は，その対象者ごとに個別対応を行なった。

3　研究により得られた知見

(1)　対象者の基本属性

対象者106名のうち，すべての教育介入後調査を終えたのは，プログラム群43名，パンフレット群45名の合計88名であった。対象者の基本属性は，表6-2に示す。

(2)　患者教育の効果

各アウトカムに対する患者教育の効果について検討を行なった。分析の結果を表6-3に示す。服薬アドヒアランスの群間差について検討を行なった結果，各群の吸入ステロイド薬および内服薬の実施率に，有意な差は認められなかった（図6-3）。

CASES得点については，いずれの項目（CASES総得点，第Ⅰ因子：服薬

表 6-2 対象患児の基本属性

基本属性	プログラム群（n=43）	パンフレット群(n=45)
平均年齢±標準偏差（歳）	10.14 ± 2.79	9.60 ± 2.71
性別：男児／女児（名）	28／15	25／20
発達段階		
学童前期（名）	18	19
学童後期（名）	16	17
思春期（名）	9	9
治療内容		
吸入ステロイド薬＋内服薬（名）	25	27
吸入ステロイド薬（名）	8	5
内服薬（名）	4	8
処方なし（名）	6	5
FeNO 値		
25ppb 以下【適正値】（名）	19	18
26ppb 以上【異常値】（名）	24	27

行動，および第Ⅱ因子：受診行動）においても群間の有意な差は認められなかった。しかしながら，総得点および第Ⅱ因子：受診行動については，時間経過に伴い SE 得点が有意に向上した（図 6-4）。

　JPAC 得点，喘息管理負担感，および知識得点については，群間の有意な差は認められなかったものの，時間経過とともに有意に改善（低減・増加）していた（図 6-5，図 6-6，図 6-7）。しかしながら，FeNO 値，および小児用 HLC 尺度得点については，有意な群間の差および時期の差が認められなかった（図 6-8，図 6-9）。

(3) サブグループ解析

　学童前期患児における患者教育の効果　学童前期にある患児 37 名（プログラム群 18 名，パンフレット群 19 名）における患者教育の効果について，二元配置の分散分析を行なった結果，いずれの項目においても交互作用は認められなかった（図 6-10，図 6-11，図 6-12）。しかしながら，プログラ

表6-3 教育介入における各群のアウトカム得点の変化

評価項目	プログラム群 (n=43)						パンフレット群 (n=45)						交互作用		時期主効果		
	教育前		1ヵ月後		FU期		教育前		1ヵ月後		FU期		F値	f	F値	多重比較	f
	M	(SD)	M	(SD)	M	(SD)	M	(SD)	M	(SD)	M	(SD)					
JPAC	12.47	(1.84)	12.70	(2.65)	13.33	(1.63)	12.36	(1.55)	12.89	(2.25)	13.44	(1.62)	.19	.07	7.48**	①>③	.47
FeNO値	36.40	(26.00)	34.95	(19.77)	33.77	(23.60)	39.42	(28.29)	32.42	(19.77)	34.40	(22.77)	.48	.10	1.35		.18
喘息管理負担感	2.37	(1.66)	1.93	(1.53)	1.98	(1.46)	2.51	(1.65)	2.00	(1.49)	2.00	(1.46)	.08	.05	7.04**		.40
知識得点	7.88	(1.69)	8.74	(2.04)	8.63	(1.23)	7.64	(1.63)	8.27	(1.45)	7.84	(1.90)	.94	.14	7.11**	①>②, ①<③	.32
CASES																	
総得点	17.86	(3.41)	18.26	(3.63)	17.77	(3.95)	16.42	(3.96)	18.04	(3.91)	17.40	(3.67)	1.53	.20	3.52*	①>②	.30
Ⅰ：服薬行動	9.19	(2.28)	9.23	(2.48)	8.74	(2.44)	8.18	(2.77)	8.87	(2.67)	8.70	(2.70)	2.24	.24	1.50		.18
Ⅱ：受診行動	8.67	(2.28)	9.02	(2.21)	9.02	(2.05)	8.24	(2.33)	9.18	(2.25)	9.69	(2.02)	.98	.18	4.18*	①>②	.34
小児用HLC尺度																	
内的統制	20.44	(3.74)	19.56	(3.58)	20.14	(3.31)	20.44	(4.13)	20.76	(3.71)	20.62	(3.53)	1.19	.16	.30		.08
他者統制	17.98	(3.15)	16.88	(3.53)	17.63	(3.53)	17.62	(2.66)	17.38	(2.80)	17.22	(2.98)	1.35	.17	2.38		.26
偶然・運命的統制	7.98	(2.76)	11.42	(3.10)	7.56	(2.57)	8.11	(3.29)	11.82	(3.40)	7.18	(2.56)	.55	.12	49.50		1.08

(注) $**p<.01$ $*p<.05$ M：平均値 SD：標準偏差 ①：教育前 ②：教育1ヵ月後 ③：FU期
f：効果量小＝.10 効果量中＝.25 効果量大＝.40 (豊田, 2012)

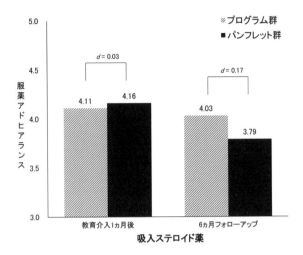

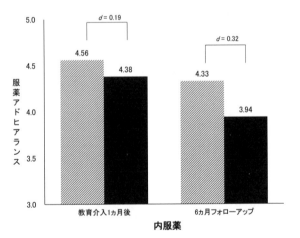

図 6-3 患児を対象とした患者教育による服薬実施率の差

(注) 各時点において薬が処方されている患児を分析対象とした。得点は0～5の6段階評価で，得点が高いほど服薬アドヒアランスが高いことを示す。
Cohen's d：効果量小 = .20　効果量中 = .50　効果量大 = .80（水本・竹内，2012）

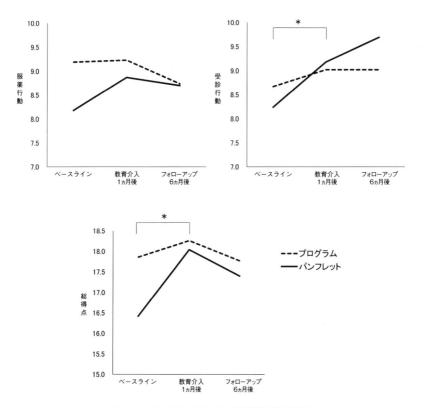

図 6-4　CASES に対する患者教育の効果

(注)　$*p<.05$

CASES は 2 つの下位尺度（服薬行動，受診行動）で構成されている。1〜4 の 4 段階評価で，総得点および 2 つの下位尺度得点として選択された数値を合計して算出する。得点が高いほど SE が高いことを示す。

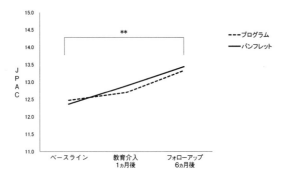

図 6-5　JPAC に対する患者教育の効果

(注)　**$p<.01$
　　　JPAC 得点 15 点は完全コントロールを指し，得点が高いほどコントロールがよい状態を示す。

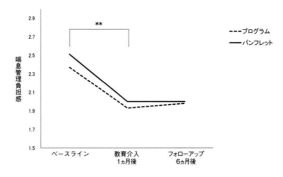

図 6-6　喘息管理負担感に対する患者教育の効果

(注)　**$p<.01$
　　　喘息管理負担感の得点は 0 〜 5 点の 6 段階評価で，得点が高いほど負担感が大きいことを示す。

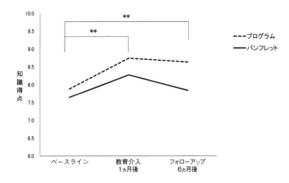

図6-7 喘息知識に対する患者教育の効果

(注) **$p<.01$
喘息知識得点は10点満点で,得点が高いほど喘息知識があることを示す。

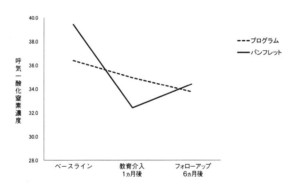

図6-8 FeNO値に対する患者教育の効果

(注) FeNo値は,健常児および喘息コントロール状態が良好な患児で20〜25ppb以下であり (Pijnenburg et al., 2007 ; Berg et al., 2008),状態の悪化に伴いFeNO値は上昇する。

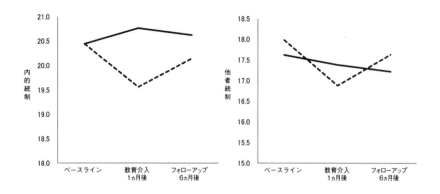
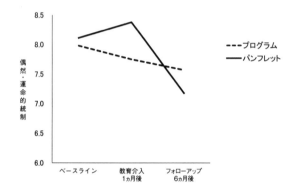

図 6-9 小児用 HLC 尺度に対する患者教育の効果

(注) 小児用 HLC 尺度は 3 下位尺度（内的統制，他者統制，偶然・運命的統制）で構成されている。1〜4点の4段階評価で，総得点および3つの下位尺度得点として選択された数値を合計して算出する。内的統制は得点が高いほどよく，他者統制および偶然・運命的統制は得点が低いほどよいことを示す。

ム群・パンフレット群ともに教育後およびフォローアップ期において，JPAC得点およびHLC尺度の他者統制が改善し，喘息知識が増加したとともに，喘息管理負担感が有意に低下した（図6-11, 図6-12）。

学童後期患児における患者教育の効果 学童後期にある患児33名（プログラム群16名，パンフレット群17名）における患者教育の効果について，二元配置の分散分析を行なった結果，いずれの項目においても交互作用は認められなかった（図6-13, 図6-14, 図6-15）。しかしながら，プログラム群およびパンフレット群ともに教育後およびフォローアップ期において，JPAC得点が改善した（図6-14）。

思春期患児における患者教育の効果 思春期にある患児18名（プログラム群9名，パンフレット群9名）における患者教育の効果について，二元配置の分散分析を行なった結果，いずれの項目においても交互作用は認められなかった（図6-16, 図6-17, 図6-18）。しかしながら，プログラム群およびパンフレット群ともに，教育後およびフォローアップ期において，HLC内的統制感が向上し，喘息知識が増加した（図6-17, 図6-18）。

4 考　察

介入研究1では，学童・思春期の喘息患児を対象に，テイラー化教育プログラムの効果を検証した。その結果，いずれの評価項目においてもプログラム群とパンフレット群との間の有意な差は認められなかった。しかしながら，両群ともCASES得点の向上，JPAC得点の改善，喘息管理負担感の低減，および喘息知識の増加が認められ，患者教育の効果が示された。本知見は，患児の長期管理に対するSEの向上が，喘息管理の負担感の低減につながる（飯尾他，2012a）という結果を支持していた。

小児のHLCにおいては，内的統制傾向の高い者ほど，確実かつ積極的に予防行動を実践している（田辺，1997a；稲田他，1997）。すなわち，健康は自分で守れる・達成できるという信念や認知の「内的統制」を高め，

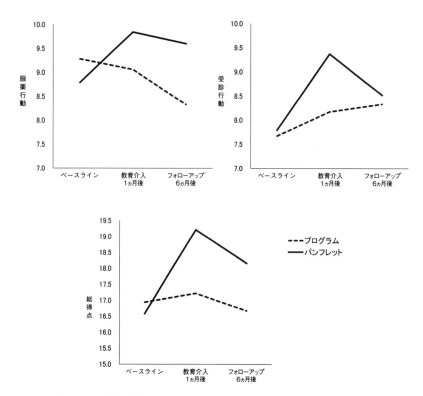

図 6-10　学童前期にある患児における患者教育の効果（CASES）

（注）　CASES については，図 6-4 注を参照。

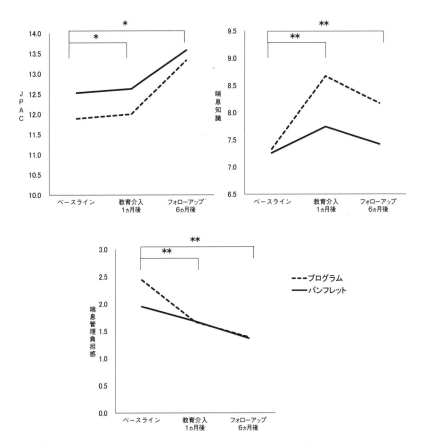

**図6-11 学童前期にある患児における患者教育の効果
（JPAC, 喘息知識, 喘息管理負担感）**

（注）　$**p<.01$　$*p<.05$
JPAC得点15点は完全コントロールを指し，得点が高いほどコントロールがよい状態を示す。喘息管理負担感の得点は0～5点の6段階評価で，得点が高いほど負担感が大きいことを示す。

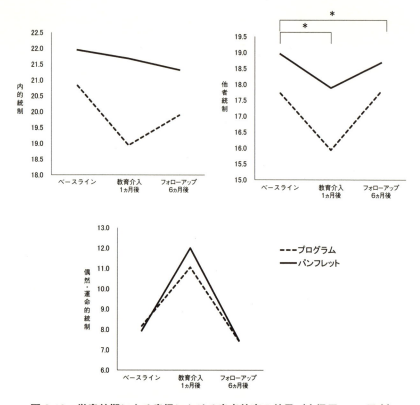

図 6-12　学童前期にある患児における患者教育の効果（小児用 HLC 尺度）
　（注）　$*p<.05$
　　　　小児用 HLC 尺度については，図 6-9 注を参照。

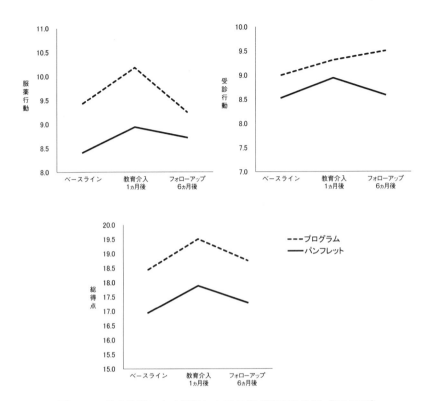

図6-13 学童後期にある患児における患者教育の効果(CASES)

(注) CASESについては,図6-4注を参照。

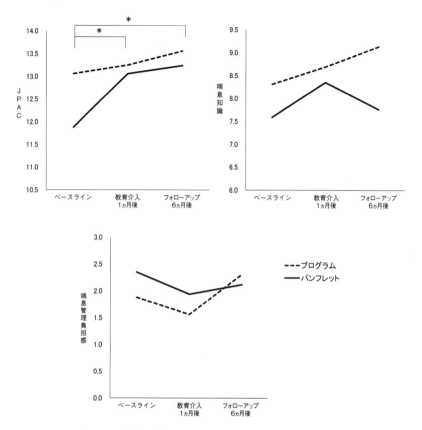

**図 6-14　学童後期にある患児における患者教育の効果
　　　　（JPAC，喘息知識，喘息管理負担感）**

(注)　*$p<.05$
　　　JPACおよび喘息管理負担感の得点については，図 6-11
　　　注を参照。

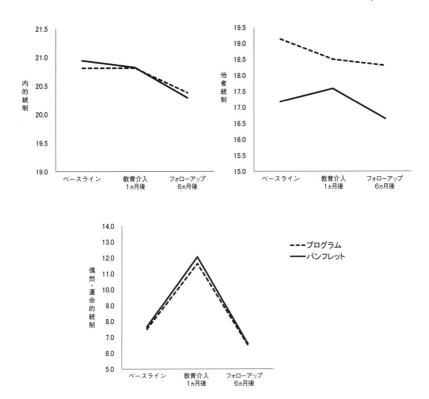

図 6-15　学童後期にある患児における患者教育の効果（小児用 HLC 尺度）
（注）　小児用 HLC 尺度については，図 6-9 注を参照。

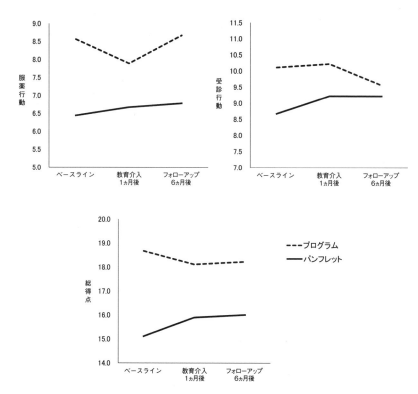

図 6-16　思春期にある患児における患者教育の効果（CASES）

（注）　CASES については，図 6-4 注を参照。

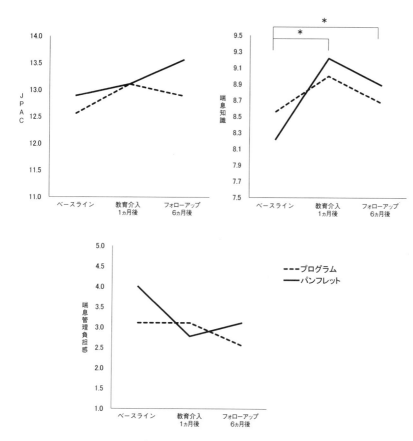

**図 6-17 思春期にある患児における患者教育の効果
（JPAC，喘息知識，喘息管理負担感）**

(注) *$p<.05$
JPAC および喘息管理負担感の得点については，図 6-11 注を参照。

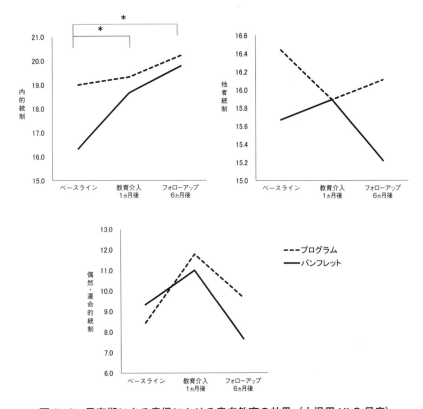

図 6-18　思春期にある患児における患者教育の効果（小児用 HLC 尺度）
（注）　$*p<.05$
　　　　小児用 HLC 尺度については，図 6-9 注を参照。

健康は自分ではどうにもならないという「他者統制，偶然・運命的統制」を改善させることにより，適切な予防行動の実践に寄与することが考えられる。しかしながら，本研究においては，小児用 HLC 尺度の「他者統制」，および「偶然・運命的統制」は改善傾向が示唆されたものの，「内的統制」にはプログラムによる効果が認められなかった。Locus of Control は，年齢が高くなるにつれて内的統制的になると指摘されており (Nowicki & Stricland, 1973；鎌原他, 1987)，本介入研究の対象者の「他者統制」の改善は，内的統制的捉え方へ移行するための有益な知見となりうる可能性がある。HLC は，人格変数の一種であり (渡辺, 1985；山崎他, 2009)，短期間での変容を期待するには限界があると考えられる。さらに，慢性疾患患児は，病気体験によって内的統制が低下していることが示唆されている (田辺, 1998) ことから，今後は，長期的な変容についての検討とともに，慢性疾患患児の内的統制を高める工夫が必要である。

　Ayala et al. (2009) は，学童患児の喘息管理に対する SE に影響する要因について，健康状態，吸入ステロイド薬の種類，およびピークフローメータの使用状況を指摘している。本研究において，群間の有意差，および FeNO 値・小児用 HLC 尺度の時期の有意差が認められなかった結果については，教育介入効果に影響を与えると考えられる喘息重症度，治療内容，および季節などの環境条件などの交絡要因を十分に考慮していなかった点が考えられる。今後は，患者教育の効果を中・長期的に検証していくとともに，重症度，治療内容，および環境条件を統制した検証が必要である。

　患者教育は，慢性疾患の治療管理において非常に重要であり (Bodenheimer et al., 2002；Coleman & Newton, 2005)，特に，小児喘息領域において，心理社会的変数に着目した行動科学的教育介入の重要性が示唆されている (Creer, 1991；Clark et al., 1993；Clark & Partridge, 2002)。心理社会的変数に対するコンピュータを用いた患者教育プログラムについて，本研究は，心理社会的変数を含む行動科学的観点から RCT

によって検討したという点について意義があると考える。

第2節　患児を対象としたプログラム内容の評価（調査7）

　第2節では，介入研究1においてテイラー化教育プログラムを受講したプログラム群の患児を対象に，プログラムの内容評価を行なった。

1　研究方法および手続き

　プログラム群の対象者43名に対して，プログラム内容に関する質問紙調査を実施した。調査内容は，(a) プログラムの印象，(b) プログラムの使いやすさ，(c) プログラムの楽しさ，(d) プログラムの所要時間の適切度，(e) プログラムの理解度，(f) 教育媒体の印象，および (g) テイラー化メッセージを読んだ回数の7項目であった。

2　研究により得られた知見

　研究への協力が得られたのは，テイラー化教育プログラムを受講したプログラム群の患児43名（男児28名および女児15名）であった。分析の結果を図6-19に示す。プログラムの印象および簡便性について，8割の患児が「とてもよかった」または「少しよかった」と回答した。プログラムの楽しさについては，「とても楽しかった」または「少し楽しかった」と回答した者が7割であった。プログラムの所要時間は，過半数の対象者が「ちょうどよかった」と回答した。プログラムの理解度について，「すごくわかった」または「わかった」と回答した者が19名（83％）と多かったが，「わからなかった」または「まったくわからなかった」と回答した者が17％存在していた。教育媒体（タッチパネル式コンピュータ）の評価では，9割の対象者が「とてもよかった」または「少しよかった」と回答した。

第6章 テイラー化教育プログラムの効果の検証 157

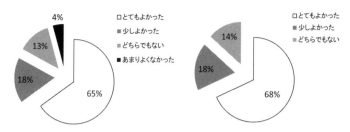

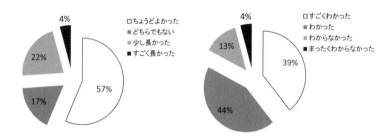

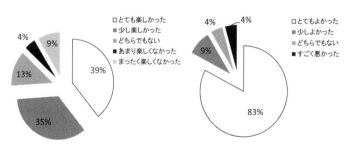

図6-19 患児用プログラムの評価

(次ページに続く)

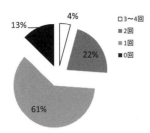
プリントを読んだ回数

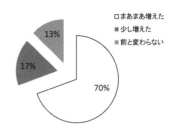
プリントを受け取ったことによる
家族間コミュニケーションの量

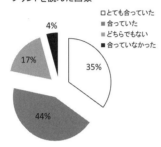
プログラム内容と自己の状況との
適合度に対する評価

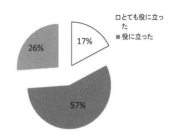
プログラムの有用性に対する評価

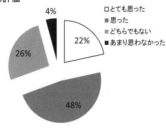
プログラム内容をどの程度実行しようと思ったか

図 6-19 （続き）

テイラー化フィードバックプリントの評価において，読んだ回数は，「1回」と回答した者が最も多かった。テイラー化フィードバックプリントを受け取ったことによる家族間のコミュニケーションの量は，8割超の患児が「まあまあ増えた」または「少し増えた」と回答していた。テイラー化教育プログラム内容を，どの程度実行しようと思ったかについては，「とても思った」または「思った」と回答した者が7割であった。また，プログラム内容と対象者の行動要因や状況との適合度は，9割弱の患児が「とても合っていた」または「合っていた」と回答した。プログラムの有用性について，7割の患児が「とても役に立った」または「役に立った」と回答した。

3 考　察

調査7では，テイラー化教育プログラムを受講した患児を対象に，プログラムの内容評価を行なった。その結果，プログラム全体を通して概ね肯定的な評価が得られており，患者教育ツールとしての使用可能性が示された。喘息を含む小児アレルギー疾患患児に対する支援の課題として，及川（2010）は，1）アレルギー疾患患児特有のプログラムの開発，2）外来や家庭，保育所・幼稚園，または学校で活用できるプログラムやツールの開発，3）遊び的要素を取り入れること，などを指摘している。本プログラムの有用性について，及川（2010）に基づき考察する。

まず，1）について，本プログラムは，「喘息」という疾患に特有であり，さらに，慢性疾患特有の「長期管理」に焦点をあてたものである。2）について，本プログラムは，医療機関における患者教育ツールであるだけでなく，タッチパネル式コンピュータを用いたことにより，対象者の使用可能性が高く，持ち運びが可能であるという点から，地域や家庭において実践可能なツールとなりうると考えられる。また，3）について，本プログラムを受講した患者の7割以上が「楽しかった」と回答していること

とから，子どもが楽しく自身の病気について学べるツールとなりうる可能性が示唆された。したがって，本研究で開発したプログラムは，喘息患児を対象とした新たな患者教育ツールとして有用であることが示された。

4　患児用テイラー化教育プログラムの改良修正の方向性

プログラムの理解度に対する評価では，学童前期にある患児4名が「わからなかった」，または「まったくわからなかった」と回答していた。さらに，テイラー化プリントを読んだ回数は，「1回」と回答した者が6割であり，また，テイラー化プリントを読んでいない（0回）という患児も存在した。今後は，より子どもの発達段階に適したプログラム内容，および1回のプログラム量（時間）について再考することが必要である。特に，テイラー化教育プログラムによる教育のみならず，医療従事者のさらなる説明により教育内容を補填することが求められる。小児期にある患者への疾患教育には，病気に関する知識だけでなく，面白く・楽しく学べる要素が重要である（及川，2010）。本プログラムの今後の方向性として，学童前期患児においては「遊び的要素」を重視した内容に，学童後期患児には「遊び的要素」を含めながらも自己管理行動の自立に向けた内容に，思春期患児には，慢性疾患との付き合い方や家族や友人を含めた周囲の人とのかかわり方を重視した内容に修正していくことが必要である。これらのことがらについては，第7章で改良修正していく。

患者教育時において，テイラー化フィードバックプリントをもち帰り，自宅で読むように患児に声かけを行なった。プリントを受け取ったことによる家族間コミュニケーション量における評価では，患児の8割が「少し増えた」または「まあまあ増えた」と回答しており，喘息という病気，および自己管理について家族と話し合うきっかけになっていた。子どもの発達は，養育者をはじめとする環境との相互作用により促され，子どもおよび保護者の母子相互作用において，親の働きかけは母子関係の質を決定す

るうえでも最も影響が大きいといわれている（佐藤他，2012）。今後は，患者教育によって患児の管理行動の継続を支援するだけでなく，母子相互作用をも考慮し，保護者への働きかけを行なっていく必要があると考えられる。

第3節 乳幼児期の喘息患児の保護者を対象としたプログラムの教育効果の検証（介入研究2）

第3節では，乳幼児期の喘息患児の保護者を対象に，開発した保護者向けテイラー化教育プログラムの効果を検証していく。

1 介入方法および手続き

介入研究2では，医師から喘息と診断され，小児専門病院を受診した0～満6歳の乳幼児期の患児の保護者205名のうち，JPACによる最近1ヵ月程度のコントロール状態が，前述した「比較的良好」および「不良」に該当する患児94名の保護者を対象とした。

本研究におけるランダム割付は，病院内の担当部署で，テイラー化教育プログラムを受講する群（プログラム群），および保護者向け喘息パンフレットを配布される群（パンフレット群）の2群に割付を行なった。

評価内容は，(a) 回答者の属性（年齢，続柄，子どもの年齢・性別，および喘息発症年齢），(b) 最近1ヵ月の服薬アドヒアランス，(c) P-CASES（飯尾他，2012b），(d) 子どもの喘息コントロール状態（JPAC），(e) 喘息管理の継続に対する負担感，(f) 小児気管支喘息養育者QOL尺度（QOLCA；渡辺他，2008），および (g) 喘息知識得点であった。

本研究のプロトコルを図6-20に示す。まず，ベースライン調査票を配布・回収後に，各対象者にランダム割付された患者教育を実施した。教育

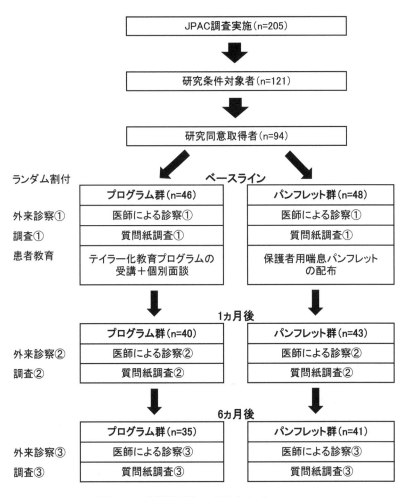

図 6-20 保護者対象の教育介入プロトコル

介入後の調査は，患者教育実施の1ヵ月後および6ヵ月後において，介入後調査票を配布し，記入済みの調査票を回収した。

2 介入内容

プログラム群の対象者は，保護者向けテイラー化教育プログラムを受講

した。プログラム結果のテイラー化フィードバックメッセージは，教育提供者（看護師または臨床心理士）が印刷をして手渡し，その際に，プログラムの回答結果をもとに，教育提供者との個別面談を5～10分程度実施した。

3 研究により得られた知見

(1) 対象者の基本属性

対象者94名のうち，すべての教育介入後調査を終えたのは，プログラム群35名，パンフレット群41名の合計76名であった。対象者の基本属性は，表6-4に示す。患児からみた対象者の続柄は，プログラム群は母親が34名，父親が1名であり，パンフレット群は1名が父親，40名が母親であった。

患児の喘息発症後経過年数は，1年未満の者が48名，および1年以上の者が28名であり，喘息発症後1年未満の患児の保護者が多かった。患児の治療内容は，吸入ステロイド薬および内服薬の併用使用者が55名と

表6-4 対象者の基本属性

基本属性	プログラム群 (n=35)	パンフレット群 (n=41)
平均年齢±標準偏差（歳）	37.14 ± 4.31	36.80 ± 4.67
対象者続柄：母親／父親（名）	34／1	40／1
患児平均年齢±標準偏差（歳）	3.23 ± 1.61	3.34 ± 1.54
患児性別：男児／女児（名）	25／10	23／18
平均喘息発症年齢±標準偏差（歳）	1.91 ± 1.22	1.98 ± 1.29
患児喘息発症後経過年数		
1年半未満／1年半以上（名）	23／12	25／16
治療内容		
吸入ステロイド薬＋内服薬（名）	25	30
吸入ステロイド薬（名）	2	3
内服薬（名）	7	6
処方なし（名）	1	2

最も多かった。

(2) 患者教育の効果

各アウトカムに対する患者教育の効果について検討を行なった。分析の結果を表6-5に示す。服薬アドヒアランスの群間差について検討を行なった結果，各群の吸入ステロイド薬および内服薬の実施率に，有意な差は認められなかった（図6-21）。

P-CASES得点については，いずれの項目（P-CASES総得点，第Ⅰ因子：服薬行動，第Ⅱ因子：環境整備行動，第Ⅲ因子：管理バリア，および第Ⅳ因子：受診行動）においても群間の有意な差は認められなかった。しかしながら，総得点，第Ⅱ因子：環境整備行動，および第Ⅲ因子：管理バリアについては，時間経過に伴いSE得点が有意に向上した（図6-22）。

喘息知識得点については，教育介入1ヵ月後およびフォローアップ6ヵ月後において，プログラム群およびパンフレット群の間に有意な差が認められた（図6-23）。さらに，両群において時間経過とともに知識得点が有意に増加した。

JPAC得点（図6-24）およびQOLCA（図6-25，図6-26）については，群間の有意な差は認められなかったものの，時間経過とともに有意に改善（低減・増加）していた。しかしながら，喘息管理負担感（図6-27）については，有意な群間の差および時期の差が認められなかった。

(3) サブグループ解析

患児の喘息発症後経過年数が1年半未満の保護者における患者教育の効果
患児の喘息発症後経過年数が1年半未満の保護者48名（プログラム群23名，パンフレット群25名）における患者教育の効果について，二元配置の分散分析を行なった結果（図6-28，図6-29，図6-30），P-CASES管理バリアに交互作用が認められた。多重比較を行なったところ，プログラム群はパンフレット群と比較して，フォローアップ期におけるP-CASES管理バリア得点が有意に改善し，介入群におけるSEが向上した（図6-28）。他

表 6-5　保護者を対象とした教育介入による各群の評価項目得点の変化

評価項目	プログラム群 (n=35) 教育前 M (SD)	1ヵ月後 M (SD)	FU期 M (SD)	パンフレット群 (n=41) 教育前 M (SD)	1ヵ月後 M (SD)	FU期 M (SD)	交互作用 F値	多重比較	f	時期主効果 F値	多重比較	f
JPAC	11.51 (1.98)	12.71 (2.43)	12.77 (2.28)	11.85 (1.51)	12.71 (2.38)	12.88 (2.47)	.17		.06	8.70**	①<②, ①<③	.47
喘息管理負担感	4.90 (2.60)	4.69 (2.91)	4.80 (3.01)	4.98 (2.97)	4.29 (2.84)	4.80 (3.01)	.54		.12	1.12		.17
知識得点	8.91 (1.29)	9.74 (.51)	9.66 (.64)	9.07 (1.17)	9.22 (1.17)	9.12 (1.08)	4.71*	テイラー：①<②, ①<③ ②・③：テイラー＞パンフ	.34	8.01**	①<②, ①<③	.42
P-CASES												
総得点	34.63 (4.94)	35.51 (5.05)	36.69 (5.50)	35.93 (6.76)	37.46 (6.58)	36.83 (7.10)	2.35		.27	6.97**	①<②, ①<③	.41
Ⅰ：服薬行動	9.20 (2.01)	9.37 (2.06)	9.77 (1.97)	9.56 (2.38)	9.93 (2.28)	9.85 (2.52)	.83		.16	2.78		.26
Ⅱ：環境整備行動	7.29 (1.47)	7.60 (1.40)	7.69 (1.84)	7.90 (2.15)	8.44 (1.96)	8.12 (2.29)	.78		.15	3.75*	①<②	.35
Ⅲ：管理バリア	9.23 (1.65)	9.46 (1.60)	9.91 (1.36)	9.17 (1.86)	9.69 (1.63)	9.39 (1.91)	2.51		.28	4.08*	①<③	.34
Ⅳ：受診行動	8.91 (1.82)	9.11 (1.83)	9.31 (1.71)	9.29 (2.09)	9.41 (1.94)	9.46 (1.89)	.25		.08	1.51		.20
QOLCA												
総得点	38.80 (9.20)	36.86 (8.70)	34.46 (7.22)	43.12 (11.37)	38.66 (9.86)	36.66 (9.37)	1.00		.14	16.09**	①>②, ①>③	.62
Ⅰ：仕事負担	3.43 (1.46)	3.29 (1.38)	3.11 (1.45)	3.73 (1.41)	3.32 (1.40)	2.95 (1.05)	.99		.12	5.42**	①>③	.27

（次ページに続く）

表 6-5（続き）

評価項目	プログラム群 (n=35)						パンフレット群 (n=41)						交互作用			時期主効果		
	教育前		1ヵ月後		FU期		教育前		1ヵ月後		FU期		F値	f	多重比較	F値	f	多重比較
	M	(SD)	M	(SD)	M	(SD)	M	(SD)	M	(SD)	M	(SD)						
II：動物制御	2.89	(1.05)	3.03	(1.27)	2.77	(.81)	3.66	(1.30)	3.37	(1.36)	3.29	(1.33)	1.22	.18		1.55	.20	
III：心理的不安	5.26	(1.65)	5.03	(1.32)	4.60	(1.22)	5.70	(2.14)	5.32	(1.89)	5.17	(1.66)	.28	.09		4.92**	.34	①>③
IV：遺伝不安	3.17	(1.12)	3.06	(1.06)	2.80	(1.08)	3.49	(1.61)	3.02	(1.13)	2.90	(.92)	1.05	.15		7.88**	.45	①>③
V：外出不安	3.71	(1.51)	3.66	(1.11)	3.17	(1.29)	4.24	(1.53)	3.98	(1.44)	3.70	(1.86)	.29	.10		5.82**	.37	①>③, ②>③
VI：家族理解不足	3.54	(1.36)	3.26	(1.42)	3.11	(1.21)	3.61	(1.87)	3.29	(1.52)	2.98	(1.41)	.33	.10		7.60**	.41	①>③
VII：治療薬不安	3.71	(1.15)	3.31	(1.16)	3.26	(1.01)	4.46	(1.58)	3.76	(1.09)	3.76	(1.34)	.77	.13		12.46**	.54	①>②, ①>③
VIII：発作不安	5.11	(1.62)	4.60	(2.21)	4.11	(1.43)	5.54	(2.23)	4.61	(1.73)	4.49	(1.58)	.50	.12		10.99**	.54	①>②, ①>③
IX：環境整備負担感	6.03	(1.92)	5.94	(1.66)	5.77	(1.37)	6.44	(2.23)	6.10	(2.01)	5.56	(1.70)	1.21	.17		4.10*	.31	①>③
X：子ども将来不安	1.94	(.59)	1.69	(.63)	1.77	(.65)	2.24	(.94)	1.93	(.75)	1.85	(.69)	.99	.16		8.36**	.42	①>②, ①>③

（注）　**$p<.01$　*$p<.05$　M：平均値　SD：標準偏差　①：教育前　②：教育1ヵ月後　③：FU期　プログラム：プログラム群　パンフ：パンフレット群
f：効果量小＝.10　効果量中＝.25　効果量大＝.40（豊田，2012）

第6章 テイラー化教育プログラムの効果の検証

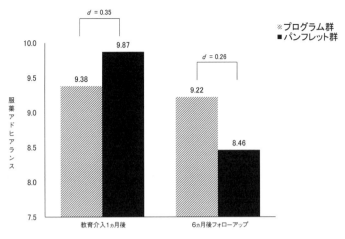

吸入ステロイド薬

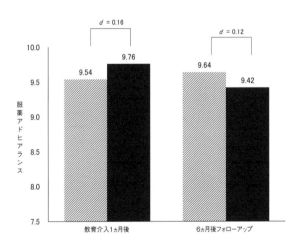

内服薬

図6-21 保護者を対象とした患者教育による服薬実施率の差

(注) 各時点において薬が処方されている患児を分析対象とした。得点は0〜10の11段階評価で，得点が高いほど服薬アドヒアランスが高いことを示す。
Cohen's d：効果量小＝.20　効果量中＝.50　効果量大＝.80（水本・竹内, 2012）

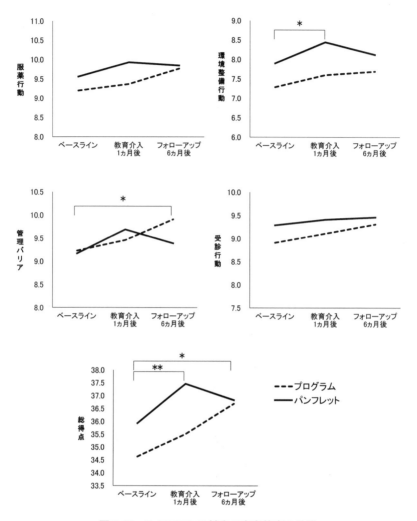

図 6-22　P-CASES に対する患者教育の効果

(注)　**p＜.01　*p＜.05
　　　P-CASES は4つの下位尺度（服薬行動，環境整備行動，管理バリア，受診行動）で構成されている。1～4の4段階評価で，総得点および4つの下位尺度得点として選択された数値を合計して算出する。得点が高いほど SE が高いことを示す。

第6章 テイラー化教育プログラムの効果の検証 169

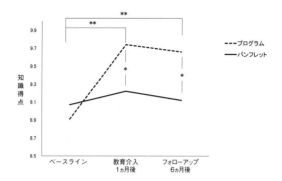

図 6-23 喘息知識に対する患者教育の効果

(注) $**p<.01$ $*p<.05$
　　　喘息知識得点については，図 6-7 注を参照。

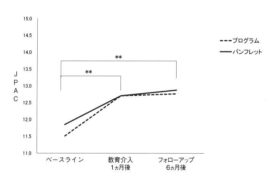

図 6-24 JPAC に対する患者教育の効果

(注) $**p<.01$
　　　JPAC 得点については，図 6-5 注を参照。

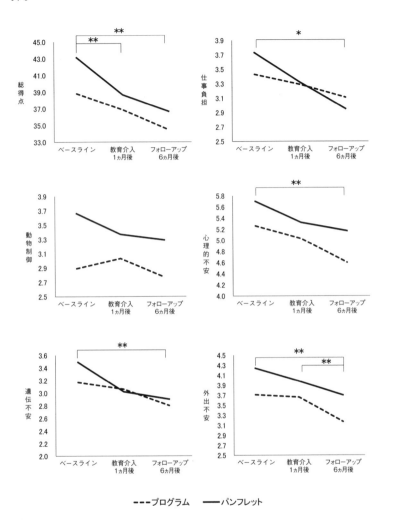

図 6-25　QOLCA（総得点・仕事負担・動物制御・心理的不安・遺伝不安・外出不安）に対する患者教育の効果

（注）　**p＜.01　*p＜.05

QOLCA は 10 下位尺度（仕事負担・動物制御・心理的不安・遺伝不安・外出不安・家族理解不足・治療薬不安・発作不安・環境整備負担感・子ども将来不安）で構成されている。1〜4 点の 4 段階評価で，総得点および 10 下位尺度得点として選択された数値を合計して算出する。得点が低いほど QOL が高いことを示す。

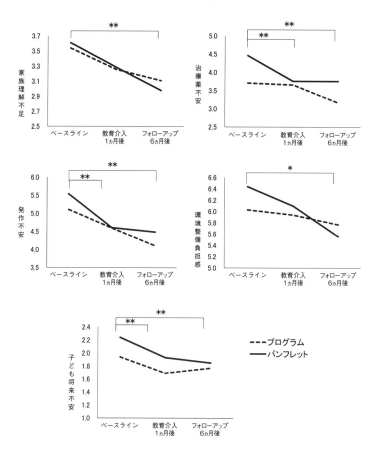

図 6-26　QOLCA（家族理解不足・治療薬不安・発作不安・環境整備負担感・子ども将来不安）に対する患者教育の効果

(注)　$**p<.01$　$*p<.05$
　　　QOLCA については，図 6-25 注を参照。

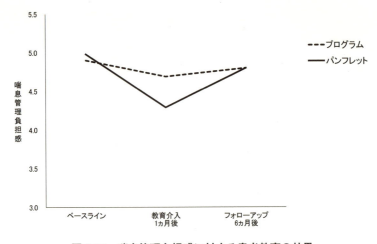

図 6-27　喘息管理負担感に対する患者教育の効果
（注）　喘息管理負担感の得点は 0 〜 10 点の 11 段階評価で，得点が高いほど負担感が大きいことを示す。

方，プログラム群およびパンフレット群ともに教育後およびフォローアップ期において，QOL 総得点が有意に向上したとともに，喘息知識が有意に増加した（図 6-29）。

患児の喘息発症後経過年数が 1 年半以上の保護者における患者教育の効果
患児の喘息発症後経過年数が 1 年半以上の保護者 28 名（プログラム群 12 名，パンフレット群 16 名）における患者教育の効果について，二元配置の分散分析を行なった結果（図 6-31，図 6-32，図 6-33），P-CASES 管理バリアに交互作用が認められた。多重比較を行なったところ，パンフレット群はプログラム群と比較して，介入後における P-CASES 管理バリア得点が有意に改善していた（図 6-31）。他方，プログラム群およびパンフレット群ともにフォローアップ期における P-CASES 総得点，P-CASES 管理バリア，P-CASES 環境整備行動，および QOL 総得点に有意な向上，または改善が認められた（図 6-32，図 6-33）。

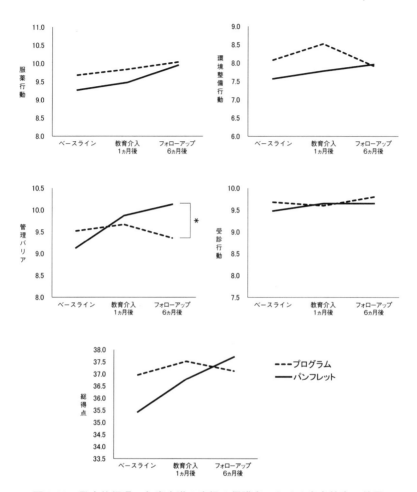

図6-28 発症後経過1年半未満の患児の保護者における患者教育の効果（P-CASES）

（注）　*$p<.05$
　　　　P-CASESについては，図6-22注を参照。

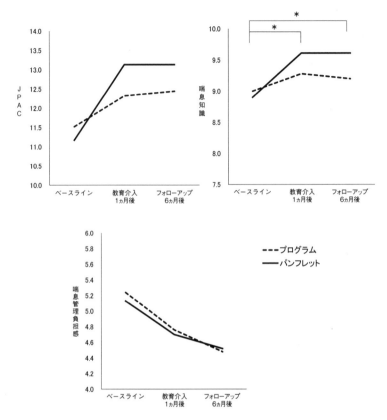

**図 6-29 発症後経過 1 年半未満の患児の保護者における患者教育の効果
（JPAC，喘息知識，喘息管理負担感）**

（注）　*p＜.05

JPAC 得点 15 点は完全コントロールを指し，得点が高いほどコントロールがよい状態を示す。喘息管理負担感の得点は 0 〜 10 点の 11 段階評価で，得点が高いほど負担感が大きいことを示す。

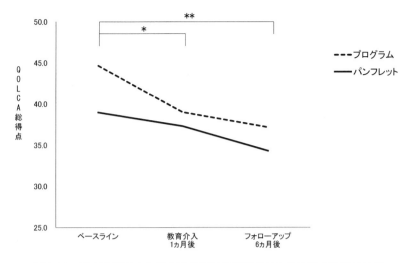

図 6-30 発症後経過 1 年半未満の患児の保護者における患者教育の効果（QOL 総得点）

(注) **p<.01 *p<.05
QOLCA については，図 6-25 注を参照。

4 考 察

　介入研究 2 では，乳幼児期の喘息患児の保護者を対象に，テイラー化教育プログラムの効果を検証した。その結果，プログラム群の喘息知識得点は，パンフレット群と比較して有意に増加した。P-CASES，JPAC，および QOLCA については，両群ともに有意に改善または向上しており，プログラムおよびパンフレットによる患者教育の効果が示唆されたといえる。

　教育介入における JPAC の変化について，両群ともに有意に喘息コントロールが改善し，中程度の効果量であった。本結果は，教育回数が 1 回であること，および観察期間がおよそ 7 ヵ月間と限られているものの，子どもの喘息コントロール状態の短期的改善を示唆するものである。本研究では，患児の喘息発症後経過年数が 1 年半未満と 1 年半以上でサブグループ解析を実施した。患児が喘息と診断された直後の保護者のみならず，治療

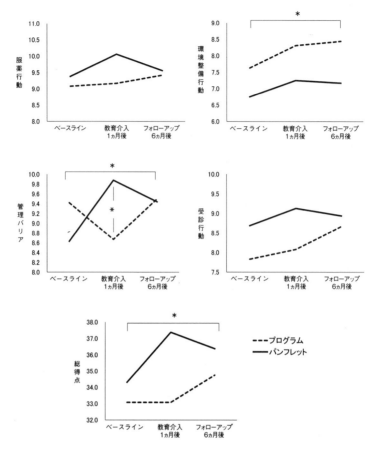

図 6-31　発症後経過 1 年半以上の患児の保護者における患者教育の効果（P-CASES）

（注）　*p＜.05
　　　P-CASES については，図 6-22 注を参照。

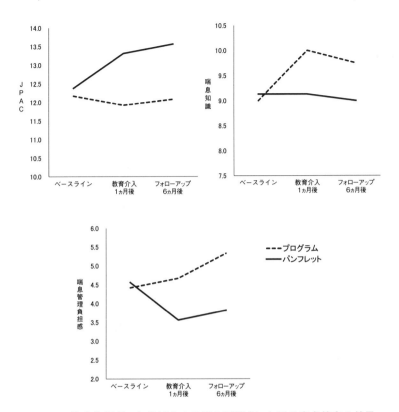

図 6-32　発症後経過 1 年半以上の患児の保護者における患者教育の効果（JPAC，喘息知識，喘息管理負担感）

（注）　JPAC および喘息管理負担感の得点については，図 6-29 注を参照。

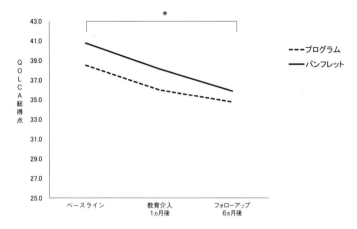

図 6-33 発症後経過 1 年半以上の患児の保護者における患者教育の効果（QOL 総得点）

(注) *$p<.05$
QOLCA については，図 6-25 注を参照。

の継続過程にある患児の保護者を対象として患者教育を実施した点，および行動科学的アプローチという新しい取り組みを患者教育に取り入れたことが功を奏した可能性が考えられる。本結果は，患者教育の提供時期が発症直後の初回教育にとどまらず，治療過程における継続的な患者教育，ならびに喘息コントロール評価の重要性を示唆するものと考える。

　ウェブサイトベースの教育，および診察室での対面教育の効果を RCT によって検証した Chen et al. (2007) は，両群ともに保護者の QOL が改善し，喘息知識が増加したことを報告している。喘息患児の保護者を対象とした教育介入が，保護者の喘息関連 QOL の向上に寄与する可能性が示唆された（Iio et al., 2017）。

　本研究の知見においては，喘息パンフレット，テイラー化教育プログラムがともに有効であったといえる。今後は，プログラム，およびパンフレットの双方の利点を活かした教育支援が求められる。

第4節　保護者を対象としたプログラム内容の評価（調査8）

　第4節では，介入研究2においてテイラー化教育プログラムを受講したプログラム群の保護者を対象に，プログラムの内容評価を行なう。

1　研究方法および手続き

　プログラム群の対象者46名に対し，プログラム内容に関する質問紙調査を実施した。評価項目は，(a) プログラムの印象，(b) プログラムの使いやすさ，(c) プログラムの所要時間の適切度，(d) プログラムの理解度，(e) 教育媒体の印象，(f) テイラー化メッセージを読んだ回数，および (g) プログラムおよびフィードバックプリントの利点・欠点（自由記述）の7項目であった。自由記述内容の分析は，項目別にカテゴリー分類を行なった。

2　研究により得られた知見

　研究への協力が得られたのは，テイラー化教育プログラムを受講したプログラム群の保護者40名であった。分析の結果を図6-34に示す。プログラムの印象について，対象者の9割が「非常によかった」または「少しよかった」と回答した。プログラムの簡便性について，対象者の6割が「非常によかった」または「少しよかった」と回答した。プログラムの所要時間は，5割の対象者が「少し長かった」と回答した。「プログラムの理解度に関しては，「非常に理解できた」または「理解できた」と回答した者が9割であった。教育媒体（タッチパネル式コンピュータ）については，すべての対象者が「非常によかった」または「少しよかった」と評価していた。

　テイラー化フィードバックプリントの評価において，読んだ回数は「1

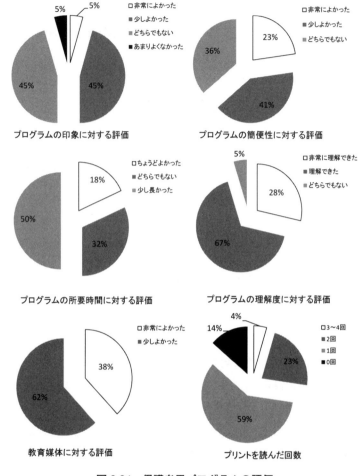

図6-34　保護者用プログラムの評価

（次ページに続く）

回」と回答した者が最も多かった。テイラー化フィードバックプリントを受け取ったことによる家族間コミュニケーション量は，対象者の7割が「以前と変わらない」と回答した。テイラー化教育プログラム内容をどの程度実行しようと思ったかについては，「とても思った」または「思った」と回答した者が7割であった。また，プログラム内容と対象者の行動

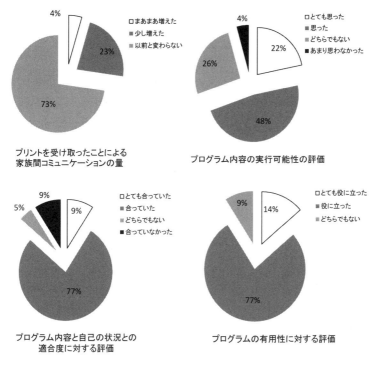

図 6-34 （続き）

要因や状況との適合度は，対象者の 8 割以上が「とても合っていた」または「合っていた」と回答していた。プログラムの有用性については，対象者の 9 割が「とても役に立った」または「役に立った」と回答していた。

テイラー化教育プログラムおよびテイラー化フィードバックプリントの利点と欠点について，自由記述により回答を求め，項目別に分類を行なった。プログラムおよびテイラー化フィードバックプリントの利点と欠点に関する評価を表 6-6 に示す。

プログラムの利点については，「絵（イラスト）で見るとわかりやすい」，「親しみやすい感じでよかった」，「自分が知りたいことややるべきことがわかるのでよい」などの意見があった。テイラー化フィードバックプリン

表6-6 プログラムおよびテイラー化フィードバックプリントの利点と欠点

評価項目	カテゴリー	具体例
プログラムの利点	再認識	・喘息について改めてきちんと考える機会となった ・覚えているようであいまいだった部分が明確になった ・まだ理解できていないことも少しわかってきた ・重要なポイントがわかり，喘息のあいまいだった知識を再確認できた ・喘息に対する知識が高まった
	新奇性	・タッチパネルは新鮮な印象を受けた ・子どもとやると楽しいかもしれない
	理解しやすさ	・わかりやすかった ・タッチパネルはわかりやすい
	家族への理解	・母親だけでなく家族にとって治療への理解を深めるよい機会になった
プログラムの欠点	所要時間	・タッチパネルは楽しいが少し時間がかかる ・プログラムの設問数が多い
	プログラム実施の困難さ	・子どもが小さいとプログラムを行なうこと自体が負担となる ・子ども連れで時間がかかるのが大変だった ・パソコンももち運びにくいため，子ども連れの受診では，やや大変さを感じた
	コンピュータの欠点	・「見た」という感じで内容がそのときはわかったが，すぐ忘れてしまうような感じがした ・頭に残らない
	内容	・新しい情報を得たわけではなかった
	継続性	・繰り返して見られないのがいまひとつだった
テイラー化フィードバックプリントの利点	手元に残ること	・手元に残るため，確認できてよい ・もって帰れる ・気になったとき読み返すことができるため，情報の再確認ができる
	理解しやすさ	・細かい説明があってわかりやすかった ・自分が気をつける点がしっかり把握できた ・読むことで内容が頭に残ったような気がした
	印象	・カラープリントだと見る気になる
	家族への情報	・家族にも読んでもらえる
テイラー化フィードバックプリントの欠点	印象	・新鮮さがない
	内容	・個別項目のアドバイス内容が一般的で，あまり有用ではなかった

トのよかった点は，「パンフレットをもらうだけより自分の答えたことに対応した中身で，より興味をもってプリントを読むことができた」「テイラー化フィードバックプリントは，家の見えるところに貼って時々点検できる」などの意見があった。一方で，テイラー化教育プログラムおよびテイラー化フィードバックプリントの欠点については，「所要時間の長さ」「低年齢児と一緒にプログラムを受講する困難さ」「プログラムおよびフィードバック内容の新奇性の欠如」といった改善点に関する意見があった。

3 考　察

調査8では，テイラー化教育プログラムを受講した保護者を対象に，プログラムの内容評価を行なった。その結果，プログラム全体を通して概ね肯定的な評価が得られており，患者教育ツールとしての使用可能性が示された。プログラム評価において，「プリントを受け取ったことによる家族間コミュニケーション」を図った者は6割存在しており，保護者がテイラー化フィードバックプリントを自宅にもち帰り，プリント内容を家族と共有することで，家族の理解を促したと考えられる。ソーシャルサポートは，慢性疾患患児を育てる母親の生活満足感に影響を与える要因であることが明らかになっている（扇野他，2010）。医療従事者は，母親のサポート充足状況の把握，および家族間のサポートを強化・促進する支援が重要である。本プログラムは，プログラム内においてソーシャルサポート状況が把握可能であり，また，テイラー化フィードバックプリントによって，家族の理解を促したといえる。したがって，本プログラムは，家族に子どもの喘息治療・管理の理解を深めるツールの一助となりうる可能性が示唆された。

4　保護者用テイラー化教育プログラムの改良修正の方向性

プログラム評価において，プログラムの所要時間が「少し長かった」と

やや否定的評価であった。乳幼児を養育する保護者が教育を受ける際には，低年齢の子どもを連れ，子どもと一緒に受講する場合が多い。子どもを見守りながらでもプログラムが受講できることは，保護者にとっても医療従事者にとっても有益となりうる。そのため，比較的短時間で効率的に，かつ継続的に教育が提供できる内容に修正すること，およびプログラム受講の環境調整が必要である。

　プログラムの印象や教育媒体の受け入れやすさ，および理解度については，概ね肯定的な評価が得られた。また，プログラムの利点に関する結果において，本プログラムは，保護者の長期管理行動の重要性について再認識させるという回答が得られたことから，長期管理に対するアプローチが可能であったと考えられる。一方で「プリントを読んだ回数」の結果からわかるように，プリントを読んでいない（0回）という保護者が14％も存在しており，今後はもち帰ったプリントを対象者に読ませる工夫を凝らす必要がある。上記の調査結果に基づく検討項目について，次章においてプログラムを修正していく。

　乳幼児の発達は，母親，父親，祖父母などの養育者をはじめとする環境との相互作用により促される。子どもとの相互作用において，親の働きかけは母子関係の質を決定するうえでも最も影響が大きく（佐藤他，2012），母子関係の質の高さを規定する要因として，子ども側の要因（気質，障がい等）よりも，母親の要因（応答的働きかけ等）の方が有力であることが指摘されている（Belsky, 1999；Vaughn & Bost, 1999）。しかしながら，保護者への教育のみならず，低年齢の患児にも教育支援が必要である。今後の小児喘息教育においては，子どもの発達段階，および環境との相互作用を考慮し，患児および保護者の双方を対象とするプログラムに修正していくことが望まれる。

第7章
テイラー化教育プログラムの改良修正および評価

　第6章において，第5章で開発した喘息患児および保護者を対象としたそれぞれのテイラー化教育プログラムの教育効果をRCTによって検証し，さらにプログラム内容の評価を実施した。第7章では，第6章におけるプログラム内容の評価結果をもとに，プログラムを改良修正し，改良版プログラムの内容評価を実施する。

第*1*節　テイラー化教育プログラムの改良修正

　第1節では，就学期の喘息患児および乳幼児期の喘息患児の保護者を対象としたテイラー化教育プログラムの改良修正について解説する。

1　プログラムの改良修正

　本プログラムの配信媒体は，時代背景を受け，保護者のみならず患児の簡便性や実用性を考慮し，タッチパネル式コンピュータからタブレット端末に使用機器を変更した。

　改良版プログラムの具体的な内容について，表7-1（患児用プログラム）および表7-2（保護者用プログラム）に示す。患児用知識編プログラムでは，

表7-1 患児用テイラー化教育プログラムの修正内容

番号	分類	プログラム（旧）	改良後プログラム
1	形式	タッチパネル式PCを使用したプログラム	タブレット端末を使用したプログラム
2	形式	PCにプログラムをインストールして使用	インターネットにアクセスして使用（個々の端末へのプログラムのインストールが不要
3	プログラム数	①学童前期用プログラム ②学童後期用プログラム ③思春期用プログラム	①学童前期用プログラム ②学童後期用プログラム ③思春期用プログラム
4	プログラム内容数	①知識編プログラム ②行動変容編（薬）プログラム ③行動変容編（環境）プログラム	①知識編プログラム ②行動変容編（薬）プログラム
5	プログラム内容 （対象：学童前・後期）	知識編プログラム ①ぜんそく講座＋○×式問題10問＋まとめ＋結果フィードバック ②複数回受講しても同じ問題が出題される	知識編プログラム ①ゲーム形式 ②○×式問題7問＋まとめ＋結果フィードバック ③受講するたびに毎回異なる問題が出題される
6	プログラム内容 （対象：学童前・後期）	行動変容編（薬）プログラム ①質問数17問 ②バリアカウンセリング【行動阻害要因を選択させる】	行動変容編（薬）プログラム ①質問数14問 ②ひとつひとつの質問で認知・行動について評価する ③ぜんそくを悪化させる原因（悪者）クイズ
7	プログラム内容 （対象：学童前期）	行動変容編（環境）プログラム ①質問数13問 ②バリアカウンセリング【行動阻害要因を選択させる】 ③ぜんそくを悪化させる原因（悪者）クイズ	削除
8	プログラム内容 （対象：思春期）	行動変容編（薬）プログラム ①質問数17問 ②バリアカウンセリング【行動阻害要因を選択させる】	行動変容編（薬）プログラム ①質問数14問 ②ひとつひとつの質問で認知・行動について評価する ③ぜんそくを悪化させる原因（悪者）クイズ

（次ページに続く）

表 7-1（続き）

番号	分類	プログラム（旧）	改良後プログラム
9	プログラム内容（対象：思春期）	行動変容編（環境）プログラム ①質問数13問 ②バリアカウンセリング【行動阻害要因を選択させる】 ③ぜんそくを悪化させる原因（悪者）クイズ	削除
10	テイラー化フィードバック	知識編プログラム ①子どもの名前を挿入 ②すべての設問について、クイズ・正解・あなたの回答の3つをフィードバック ③印刷して渡す	知識編プログラム ①子どもの名前を挿入 ②すべての設問について、クイズ・正解・あなたの回答の3つをフィードバック ③印刷して渡す
11	テイラー化フィードバック	行動変容（薬）プログラム ①子どもの名前を挿入 ②対象者の回答により、回答内容に適合した情報をフィードバック ③フィードバックする情報量が多いため、平均3～4枚になる ④印刷して渡す	行動変容編（薬）プログラム ①子どもの名前を挿入 ②各質問に対する回答により、回答内容に適合した情報をフィードバック（イラスト含む） ③フィードバックする情報量を少なくし、その分、個別面接で補う ④印刷して渡す
12	医療従事者用フィードバック	医療従事者が面接で使用するために、知識編・行動変容編（薬・環境）プログラムの対象者の回答内容を印刷する	医療従事者が面接で使用するために、知識編・行動変容編（薬・環境）プログラムの対象者の回答内容を印刷する
13	個別面談用ツール	なし	①テイラー化フィードバックの情報量を少なくしたため、その補填として、医療従事者が個別面談を行なう ②面談のポイント等が書かれている面談ツールを用いて面接を実施する

表 7-2 保護者用テイラー化教育プログラムの修正内容

番号	分類	プログラム（旧）	改良後プログラム
1	形式	タッチパネル式 PC を使用したプログラム	タブレット端末を使用したプログラム
2	形式	PC にプログラムをインストールして使用	インターネットにアクセスして使用（個々の端末へのプログラムのインストールが不要）
3	プログラム数	①乳児・幼児前期患児の保護者 ②幼児後期患児の保護者	未就学患児の保護者
4	プログラム内容数	①知識編プログラム ②行動変容編（薬）プログラム ③行動変容編（環境）プログラム	①知識編プログラム ②行動変容編（薬）プログラム ③行動変容編（環境）プログラム
5	プログラム内容	知識編プログラム ①ぜんそくに講座＋○×問題 12 問＋まとめ＋結果フィードバック ②複数回受講しても同じ問題が出題される	知識編プログラム ①ぜんそくに関する 3 文章が正しい（○）か誤っている（×）かを選択させる問題 7 問＋まとめ＋結果フィードバック ②受講するたびに毎回異なる文章が出題される
6	プログラム内容	行動変容編（薬）プログラム ①質問数 22 問 ②バリアカウンセリング【行動阻害要因を選択させる】 ③テイラー化フィードバックの作成	行動変容編（薬）プログラム ①質問数 16 問 ②ひとつひとつの質問で認知・行動について評価する ③テイラー化フィードバックの作成
7	プログラム内容	行動変容編（環境）プログラム ①質問数 17 問 ②バリアカウンセリング【行動阻害要因を選択させる】 ③ぜんそくを悪化させる原因（悪者）クイズ ④テイラー化フィードバックの作成	行動変容編（環境）プログラム ①質問数 17 問 ②ひとつひとつの質問で認知・行動について評価する ③ぜんそくを悪化させる原因（悪者）クイズ ③テイラー化フィードバックの作成
8	テイラー化フィードバック	知識編プログラム ①子どもの名前を挿入 ②すべての設問について、クイズ・正解・あなたの回答の 3 つをフィードバック ③印刷して渡す	知識編プログラム ①子どもの名前を挿入 ②すべての設問について、クイズ・正解・あなたの回答の 3 つをフィードバック ③印刷して渡す

（次ページに続く）

第7章　テイラー化教育プログラムの改良修正および評価

表7-2（続き）

番号	分類	プログラム（旧）	改良後プログラム
9	テイラー化フィードバック	行動変容編（薬・環境）プログラム ①子どもの名前を挿入 ②対象者の回答により、回答内容に適合した情報をフィードバック ③フィードバックする情報量が多いため、平均3～4枚になる ④印刷して渡す	行動変容編（薬・環境）プログラム ①子どもの名前を挿入 ②各質問に対する回答により、回答内容に適合した情報をフィードバック（イラスト含む） ③フィードバックする情報量を少なくし、その分、個別面接で補う ④印刷して渡す
10	医療従事者用フィードバック	医療従事者が面接で使用するために、知識編・行動変容編（薬・環境）プログラムの対象者の回答内容を印刷する	医療従事者が面接で使用するために、知識編・行動変容編（薬・環境）プログラムの対象者の回答内容を印刷する
11	個別面談用ツール	なし	①テイラー化フィードバックの情報量を少なくしたため、その補填として、医療従事者が個別面談を行なう ②面談のポイント等が書かれている面談ツールを用いて面談を実施する

以前よりもゲーム性を多く取り入れ，患児がより楽しく学べる設計にした。また，患児用・保護者用両方のプログラムにおいて，プログラムを複数回受講した場合でもすでに受講した問題が繰り返されないように工夫した。患児用・保護者用両方の行動変容編プログラムでは，対象者の状況により適合（テイラー化）させるために，改良前よりもターゲットとなる事象を絞りこみ，行動変容を促す技法を取り入れた。さらに，テイラー化フィードバックプリントは，少しでも読んでもらえるようにイラストを増やし，改良前よりも文章量を大幅に縮減させた。

医療従事者が使用する面談ツールは，患児や保護者がどのように回答したかがわかりやすく表示されるように改良した。テイラー化フィードバックプリントおよび面談ツールは，患児・保護者および医療従事者が視覚的に結果を捉えることができるように，レーダーチャートを取り入れた。

2 修正版プログラム内容
(1) 患児用テイラー化教育プログラム

患児用の喘息知識編プログラム（図7-1）は，10問の喘息知識に関するクイズ，対象者の回答，正解，および各質問に関する知識を提供するシステムとなっている。なお，複数回受講した場合においても同じ問題が出題されないような仕組みを取り入れた。

行動変容編プログラム（図7-2）は，治療に対する動機づけの程度，喘息の悪化要因クイズ，および薬物治療行動に関する質問として14問を設定した。ひとつひとつの質問において，質問に関する認知・行動について評価できる仕組みとした。

(2) 保護者用テイラー化教育プログラム

保護者用の喘息知識編プログラム（図7-3）は，喘息に関する3つの文章が正しい（○）か誤っている（×）かを選択させる問題が7問あり，それに対する対象者の回答，正解，および各質問に関する知識を提供するシ

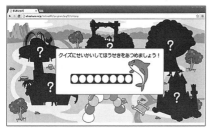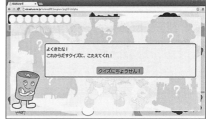
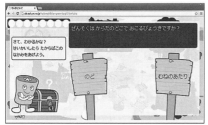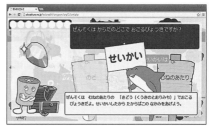
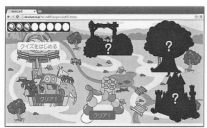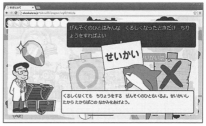
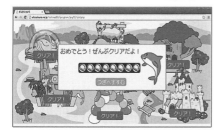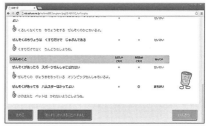

図 7-1　患児用テイラー化教育プログラム（修正版喘息知識編）

(出所)　独立行政法人環境再生保全機構第 9 期調査研究「気管支ぜん息患者の効果的な長期管理支援のための患者アセスメント手法と評価に応じた患者教育プログラム」。以下、図 7-2 〜図 7-9 も同じ。

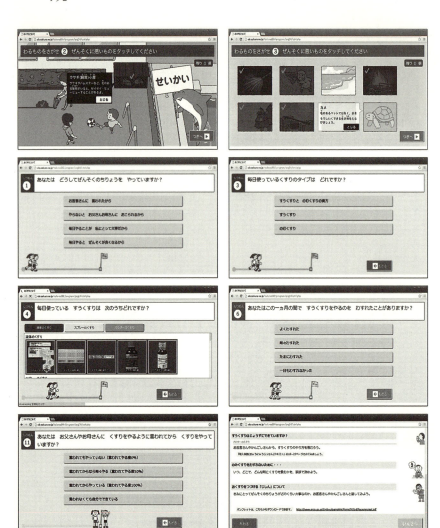

図7-2　患児用テイラー化教育プログラム（修正版行動変容編）

第7章 テイラー化教育プログラムの改良修正および評価 193

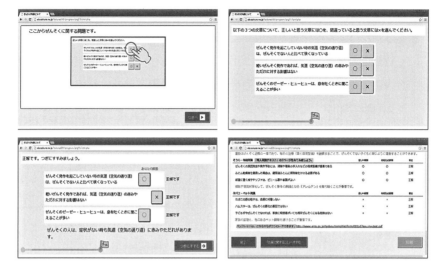

図7-3　保護者用テイラー化教育プログラム（修正版喘息知識編）

ステムとなっている。なお，複数回受講した場合においても同じ問題が出題されないような仕組みを取り入れた。

行動変容編プログラム（図7-4）は，治療に対する動機づけの程度，喘息の悪化要因クイズ，薬物治療行動および環境整備行動に関する質問として33問を設定した。ひとつひとつの質問において，質問に関する認知・行動について評価できる仕組みを取り入れた。

(3)　テイラー化フィードバックプリント

テイラー化フィードバックプリントは，患児用（図7-5，図7-6）および保護者用（図7-7，図7-8）ともに，修正前と変わらず患児の名前を挿入し，対象者の回答内容，およびそのひとつひとつの回答に対するテイラー化メッセージを印刷して手渡す仕組みとした。今回新たに，患児用および保護者用ともに，知識編プログラムの回答結果に基づくレーダーチャートを取り入れたとともに，プリントの情報量を減らし，イラストを取り入れ，対象者に読んでもらいやすい仕組みを整えた。

(4)　医療従事者用フィードバック

医療従事者がテイラー化教育プログラム結果に基づく患者教育を実施するにあたり，個別面談用ツールとして医療従事者用フィードバック（図7-9）の内容を充実させた。前述のテイラー化フィードバックプリントの情報量を少なくしたことから，その補填として診察時や患者教育時において医療従事者用フィードバックに基づき個別面談を実施することとした。

第2節　患児用修正版プログラムの評価（調査9）

第2節では，改良修正した患児用テイラー化教育プログラムの内容評価を行う。

第7章 テイラー化教育プログラムの改良修正および評価 195

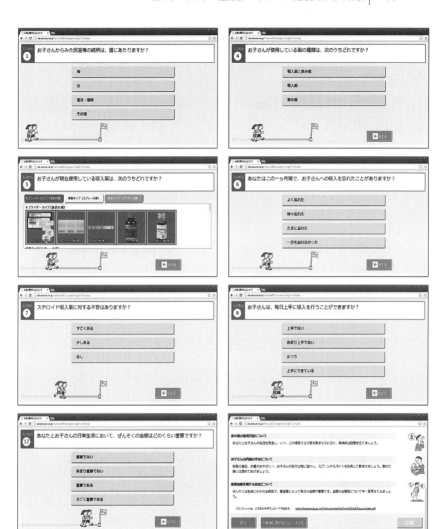

図7-4 保護者用テイラー化教育プログラム（修正版行動変容編）

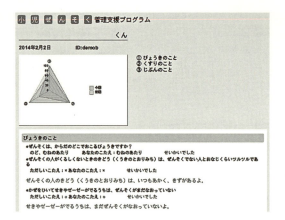

図 7-5 患児用テイラー化フィードバック（修正版喘息知識編）

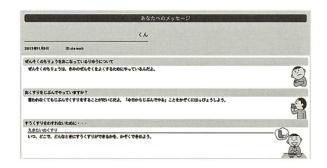

図 7-6 患児用テイラー化フィードバック（修正版行動変容編）

第7章　テイラー化教育プログラムの改良修正および評価

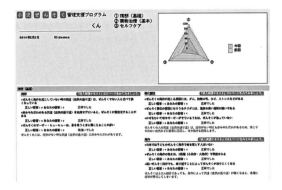

図7-7　保護者用テイラー化フィードバック（修正版喘息知識編）

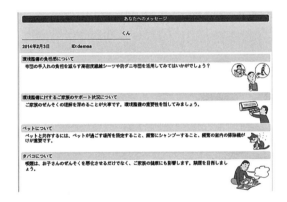

図7-8　保護者用テイラー化フィードバック（修正版行動変容編）

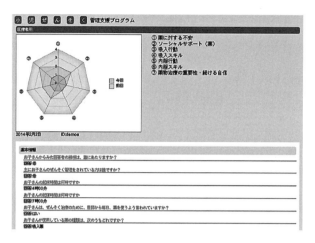

図 7-9　医療従事者用テイラー化面談ツール（行動変容編）

1　調査方法および手続き

小児専門病院，大学病院，小児クリニックの外来に通院している就学期（7歳以上18歳以下）の喘息患児44名に対し，プログラム内容に関する質問紙調査を実施した。評価項目は，(a) 印象，(b) 簡便性，(c) タブレット端末（教育媒体）の印象，(d) 楽しさ，(e) 所要時間，(f) 理解度，(g) イラストや言葉づかいの印象，(h) プログラム受講による実行（行動）意図，(i) プログラム受講による実行に対する自信，(j) プログラムの有益性，(k) プログラム内容と自己の状況との適合度，(l) プログラムの再受講可能性，(m) 喘息管理による利益の理解度，および (n) プログラムのよかった点・悪かった点（自由記述）の14項目であった。自由記述内容の分析は，項目別にカテゴリー分類を行なった。

2　研究により得られた知見

調査協力者44名の属性は，平均年齢10.88歳，男児30名・女児14名，平均喘息診断年齢3.45歳，平均通院期間6.72年であった。患児の

発達段階は学童期29名，および思春期15名であった。
(1) プログラムの実用性評価

　患児用プログラムの全体評価を表7-3に示す。プログラムの印象は，「とてもよかった」または「少しよかった」と回答した者が93.2％であった。簡便性については，「とてもよかった」または「少しよかった」と回答した者が86.4％であった。プログラムの理解度については，93.1％の患児が「すごくわかった」または「わかった」と回答した。タブレット端末の印象は，77.3％が「とてもよかった」または「少しよかった」と回答しているものの，「あまりよくなかった」または「悪かった」と回答した患児が20.4％存在した。プログラム内容と自己の状況との適合度を示す内容適合度は，「とても合っていた」または「まあまあ合っていた」と回答した者が74.4％であった。プログラムを受講したことによって，管理行動を実施しようと思ったか（受講による実行（行動）意図）否かは，97.6％の患児が「とても思った」または「思った」と回答し，また，実行に対する自信の有無について95.3％の患児が「とても思った」または「思った」と回答した。

　プログラムの楽しさについて，90.7％の患児が「とても楽しかった」または「楽しかった」と回答した。イラスト・言葉づかいの印象については，90.9％の患児が「とてもよかった」または「少しよかった」と回答し，再受講可能性については83.7％の患児が「とても思った」または「思った」と回答した。プログラムの所要時間は，54.5％の患児が「ちょうどよかった」と回答したものの，「少し長かった」または「すごく長かった」と回答した患児が25％であった。

(2) 発達段階・性別によるプログラムの受け入れやすさの差

　プログラムの印象・簡便性・楽しさ・言葉づかい・内容適合度・再受講可能性の6つの質問項目に対して，発達段階および性別による評価得点の差を検討した結果を表7-4に示す。いずれの項目においても発達段階お

200

表 7-3 患児用プログラムの実用性評価

質問項目	有効回答数	平均値(標準偏差)		5	4	評価 3	2	1
				とてもよかった	少しよかった	どちらでもない	あまりよくなかった	悪かった
プログラム印象	44	4.52 (.63)	回答者数 (名)(割合%)	26 (59.1)	15 (34.1)	3 (6.8)	0 (0.0)	0 (0.0)
プログラム簡便性	44	4.11 (1.06)	回答者数 (名)(割合%)	18 (40.9)	20 (45.5)	1 (2.3)	3 (6.8)	2 (4.5)
タブレット端末の印象	43	4.51 (1.29)	回答者数 (名)(割合%)	25 (56.8)	9 (20.5)	1 (2.3)	7 (15.9)	2 (4.5)
イラスト・言葉づかい印象	44	4.64 (.72)	回答者数 (名)(割合%)	33 (75.0)	7 (15.9)	3 (6.8)	1 (2.3)	0 (0.0)
				すごくわかった	わかった	どちらでもない	あまりわからなかった	全くわからなかった
プログラム理解度	44	4.09 (.73)	回答者数 (名)(割合%)	17 (38.6)	24 (54.5)	1 (2.3)	2 (4.5)	0 (0.0)
喘息管理による利益の理解度	43	4.37 (.67)	回答者数 (名)(割合%)	24 (55.8)	17 (39.5)	1 (2.3)	1 (2.3)	0 (0.0)
				とても思った	思った	どちらでもない	あまり思わなかった	全く思わなかった
受講による実行(行動)意図	43	4.49 (.74)	回答者数 (名)(割合%)	25 (58.1)	17 (39.5)	0 (0.0)	0 (0.0)	1 (2.3)
受講による実行に対する自信	43	4.51 (.70)	回答者数 (名)(割合%)	17 (39.5)	24 (55.8)	0 (0.0)	2 (4.7)	0 (0.0)
再受講可能性	43	4.30 (.90)	回答者数 (名)(割合%)	25 (58.1)	11 (25.6)	6 (14.0)	0 (0.0)	1 (2.3)

(次ページに続く)

第 7 章　テイラー化教育プログラムの改良修正および評価　201

表 7-3（続き）

質問項目	有効回答数	平均値(標準偏差)		5	4	3	2	1
				評価				
プログラムの楽しさ	44	2.98 (.67)	回答者数 (名)	とても楽しかった 26	楽しかった 13	どちらでもない 4	あまり楽しくなかった 0	楽しくなかった 0
			(割合%)	(60.5)	(30.2)	(9.3)	(0.0)	(0.0)
プログラム所要時間	44	4.27 (.98)	回答者数 (名)	もっと長い方がよかった 4	少し長い方がよかった 5	ちょうどよかった 24	少し長かった 8	すごく長かった 3
			(割合%)	(9.1)	(11.4)	(54.5)	(18.2)	(6.8)
内容適合度	43	4.00 (1.05)	回答者数 (名)	とても合っていた 16	まあまあ合っていた 16	どちらでもない 8	あまり合っていなかった 1	全く合っていなかった 2
			(割合%)	(37.2)	(37.2)	(18.6)	(2.3)	(4.7)
有益性	40	4.48 (.55)	回答者数 (名)	とても役に立った 20	役に立った 19	どちらでもない 1	あまり役に立たなかった 0	全く役に立たなかった 0
			(割合%)	(50.0)	(47.5)	(2.5)	(0.0)	(0.0)

(出所) 飯尾他 (2016) より一部改変。

表 7-4　発達段階・性別によるプログラムの受け入れやすさの差

		学童期 (n=29)			思春期 (n=15)			男児 (n=30)			女児 (n=14)			t値	df	p値
		平均値(標準偏差)	中央値(順位総和)		平均値(標準偏差)	中央値(順位総和)		平均値(標準偏差)	中央値(順位総和)		平均値(標準偏差)	中央値(順位総和)				
発達段階	プログラム印象	4.55 (.57)	5 (132.0)		4.47 (.74)	5 (67.0)								.39	22.83	.70
	プログラム簡便性	3.97 (1.24)	4 (115.0)		4.40 (.51)	4 (66.0)								-1.64	40.57	.11
	楽しさ	4.64 (.56)	5 (130.0)		4.27 (.80)	4 (64.0)								1.62	21.53	.12
	言葉づかい・イラスト印象	4.62 (.13)	5 (134.0)		4.67 (.21)	5 (70.0)								-.19	24.19	.85
	内容適合度	4.07 (.19)	4 (114.0)		3.87 (.29)	4 (58.0)								.59	26.29	.56
	再受講可能性	4.50 (.12)	5 (126.0)		4.13 (.32)	5 (62.0)								1.07	18.03	.30
性別	プログラム印象							4.50 (.63)	5 (135.0)		4.57 (.64)	5 (64.0)		-.34	24.88	.73
	プログラム簡便性							4.00 (1.23)	4 (120.0)		4.36 (.50)	4 (61.0)		-1.37	41.50	.18
	楽しさ							4.41 (.73)	5 (128.0)		4.71 (.46)	5 (66.0)		-1.62	37.52	.11
	言葉づかい・イラスト印象							4.63 (.76)	5 (139.0)		4.64 (.63)	5 (65.0)		-.04	30.41	.97
	内容適合度							4.07 (1.03)	4 (118.0)		3.86 (1.10)	4 (54.0)		.60	24.38	.55
	再受講可能性							4.28 (.19)	5 (124.0)		4.57 (.13)	5 (64.0)		-1.25	40.91	.22

(注)　本検定は等分散が仮定されていない Welch の t 検定を用いた。
(出所)　飯尾他 (2016)。

よび性別による受け入れやすさに関する有意差は認められなかった。

(3) プログラムの全体評価

患児の自由記述によるプログラムの評価を表7-5に示す。よかった点は10［カテゴリー］が抽出され，悪かった点として5［カテゴリー］が抽出された。「自分の喘息のことがわかった」のように，本プログラムは患児の【病気の理解】を促し，「誤りは後で説明してくれるところで再確認できた」と病気の知識の【再確認】の機会となっていた。また［ゲーム性］があり，【イラスト】を含む【プログラム内容】【方法】によって，【楽しさ】【おもしろさ】を実感していたとともに【認知の変容】につながっていた。一方で，タッチパネル式PCからタブレット端末に変更したことにより，軽量かつ【媒体の簡便性】という面ではメリットがあったものの，「画面タッチがうまくいかなかった」という回答のように，【端末の大きさ】や【レスポンス】が悪い点が指摘された。プログラム内容は，特に学童前期の患児が【内容の難しさ】に直面していた。

3 考　察

プログラムを受講した患児によるプログラム評価は，印象・簡便性・楽しさなどについて概ね肯定的な評価が得られ，本プログラムの使用可能性が示唆された。また，プログラムの受け入れやすさについて，発達段階と性別による評価得点に有意差が認められなかったことから，発達段階や性別を問わず，受け入れやすいプログラムである可能性が示唆された。患者教育は，慢性疾患の治療管理において非常に重要であり（Bodenheimer et al., 2002 ; Coleman et al., 2005），特に小児喘息領域では，心理社会的要因に着目した行動科学的教育介入の重要性が示唆されている（Clark et al., 2002 ; Clark et al., 2003）。本研究は，心理社会的要因を含む行動科学的観点を取り入れた患者教育内容の評価を実施した点においても意義があるといえる。

表 7-5　患児用プログラムの自由記述による評価

	カテゴリー	コード数	コード例
よかった点	病気の理解	12	ぜんそくのことが前よりもよくわかったのでよかった 自分のぜんそくのことがわかった 自分の知識がどれくらいのものか知れたのでよかった 身近なことでも気をつければいいことがいっぱい知れた
	再確認	3	ぜんそくについて「いいこと」「よくないこと」が再認識できた 誤りは後で説明してくれるところで再確認できた
	楽しさ	9	クイズが楽しかった 悪者を探すところが楽しかった タブレットを使うところが楽しい
	おもしろさ	5	クイズ形式だったのでおもしろかった 興味を持って取り組めた
	ゲーム性	3	ゲーム感覚でしていた ゲームでぜんそくのことをよく知れる
	イラスト	8	イラストがたくさん使われていてわかりやすかった 出てくるキャラクターもおもしろかったし，とてもよかった イラストを使用し，解説もついていてよかった
	方法	10	やり方がわかりやすかった 質問の内容や解説がわかりやすかった 説明の仕方がとてもよかった
	媒体の簡便性	6	タッチパネルが使いやすかった タブレットを使って子ども向けに作ってある
	プログラム内容	6	説明もていねいだった 1つずつクリアしていく内容だったので，真剣に考えていた 1人でもプログラムを進めることができる
	認知の変容	5	これからもがんばって治療を続けようと思った 1回でも（薬を）忘れないようにしようと思うようになった
悪かった点	レスポンス(操作性)	11	タッチパネルで反応しなかった 画面タッチがうまくいかなかった 画面が何度も戻ってしまった 操作がやりづらかった
	端末の大きさ	3	ボタンを大きくしてほしい タブレットが小さい
	内容の難しさ	8	わからない言葉とかがあった 質問の意味を子どもでは理解しにくいところがあった クイズの説明がわからなかった
	内容の詳細	2	イラストなどどこを指しているのかがわかりづらい部分があった 長い
	プログラムへの要望	5	タブレットならではの内容が欲しかった 吸入薬の選択で，フルタイドやキュバール類の選択があればよかった 正解などに音をつけるといいと思う

(出所)　飯尾他 (2016)。

修正版プログラムは，患児が楽しく実施可能であることが示唆されたとともに，患児の喘息に対する理解を促すことが示唆された。さらに，患児が本プログラムを受講することで，疾患理解にとどまらず，認知の変容や管理行動が動機づけられるといった効果が認められたことから，本プログラムは，知識提供のみならず，患者の認知や行動に働きかけることができる内容であったことがうかがえる。

第3節　保護者用修正版プログラムの評価（調査10）

　第3節では，改良修正した保護者用テイラー化教育プログラムの内容評価を行なう。

1　調査方法および手続き

　小児専門病院，大学病院，小児クリニックの外来に通院している未就学児（満6歳以下）の喘息患児の保護者16名に対し，プログラム内容に関する質問紙調査を実施した。評価項目は，(a) 印象，(b) 簡便性，(c) タブレット端末（教育媒体）の印象，(d) 所要時間，(e) プログラム理解度，(f) イラストや言葉づかいの印象，(g) プログラム受講による実行（行動）意図，(h) プログラム受講による実行に対する自信，(i) プログラムの有益性，(j) プログラム内容と自己の状況との内容適合度，(k) 家族へのプログラム内容の伝達，(l) 喘息管理による利益の理解度，および (m) プログラムのよかった点・悪かった点（自由記述）の13項目であった。自由記述内容の分析は，項目別にカテゴリー分類を行なった。

2　研究により得られた知見

　調査協力者16名の属性は，保護者の平均年齢36.06歳，回答者の続柄

は16名全員が母親であった。患児の性別は，男児9名・女児7名，患児の平均喘息診断年齢1.94歳，平均通院期間1.73年であった。

(1) プログラムの実用性評価

　保護者用プログラムの全体評価を表7-6に示す。プログラムの印象は，「とてもよかった」または「少しよかった」と回答した者が100％であった。簡便性については，「とてもよかった」または「少しよかった」と回答した者が68.8％であった。プログラムの理解度については，100％の保護者が「すごくわかった」または「わかった」と回答した。タブレット端末に対する印象は，75.1％の保護者が「とてもよかった」または「少しよかった」と回答しているものの，「あまりよくなかった」または「悪かった」と回答した保護者が12.6％存在した。プログラム内容と自己の状況との適合度を示す内容適合度は，「とても合っていた」または「まあまあ合っていた」と回答した者が100％であった。プログラムを受講したことによって，管理行動を実施しようと思ったか（行動に対する意図）否かは，93.8％の保護者が「とても思った」または「思った」と回答し，また，実行に対する自信の有無について87.6％の保護者が「とても思った」または「思った」と回答した。

　プログラムのイラスト・言葉づかいの印象については，100％の保護者が「とてもよかった」または「少しよかった」と回答した。喘息管理による利益の理解度は，「すごくわかった」または「わかった」と回答した保護者が93.8％であった。プログラムの有益性は，100％の保護者が「とても役に立った」または「役に立った」と回答した。家族へのプログラム内容の伝達は，「自信がある」または「少し自信がある」と回答した保護者が93.8％であった。プログラムの所要時間は，31.2％の保護者が「ちょうどよかった」と回答し，「少し長い方がよかった」と回答した保護者が68.8％であった。

表7-6 保護者用プログラムの実用性評価

質問項目	有効回答数	平均値(標準偏差)		評価 5	4	3	2	1
				とてもよかった	少しよかった	どちらでもない	あまりよくなかった	悪かった
プログラムの印象	15	4.40 (.51)	回答者数(名) (割合%)	6 (40.0)	9 (60.0)	0 (0.0)	0 (0.0)	0 (0.0)
プログラムの簡便性	16	4.13 (1.03)	回答者数(名) (割合%)	8 (50.0)	3 (18.8)	4 (25.0)	1 (6.3)	0 (0.0)
タブレット端末の印象	16	3.75 (1.07)	回答者数(名) (割合%)	3 (18.8)	9 (56.3)	2 (12.5)	1 (6.3)	1 (6.3)
イラスト・言葉づかいの印象	16	4.75 (.45)	回答者数(名) (割合%)	12 (75.0)	4 (25.0)	0 (0.0)	0 (0.0)	0 (0.0)
				すごくわかった	わかった	どちらでもない	あまりわからなかった	全くわからなかった
プログラム理解度	16	4.38 (.50)	回答者数(名) (割合%)	6 (37.5)	10 (62.5)	0 (0.0)	0 (0.0)	0 (0.0)
喘息管理による利益の理解度	16	4.56 (.63)	回答者数(名) (割合%)	10 (62.5)	5 (31.3)	1 (6.3)	0 (0.0)	0 (0.0)
				とても思った	思った	どちらでもない	あまり思わなかった	全く思わなかった
受講による実行(行動)意図	16	4.56 (.63)	回答者数(名) (割合%)	10 (62.5)	5 (31.3)	1 (6.3)	0 (0.0)	0 (0.0)
受講による実行に対する自信	16	4.13 (.81)	回答者数(名) (割合%)	5 (31.3)	9 (56.3)	1 (6.3)	1 (6.3)	0 (0.0)
				もっと良い方がよかった	少し長い方がよかった	ちょうどよかった	少し長かった	すごく長かった
プログラムの所要時間	16	2.69 (.48)	回答者数(名) (割合%)	0 (0.0)	6 (68.8)	10 (31.2)	0 (0.0)	0 (0.0)

(次ページに続く)

表 7-6 (続き)

質問項目	有効回答数	平均値 (標準偏差)		評価				
				5	4	3	2	1
内容適合度	16	4.38 (.50)	回答者数 (名)	とても合っていた 6	まあまあ合っていた 10	どちらでもない 0	あまり合っていなかった 0	全く合っていなかった 0
			(割合%)	(37.5)	(62.5)	(0.0)	(0.0)	(0.0)
有益性	16	4.56 (.51)	回答者数 (名)	とても役に立った 9	役に立った 7	どちらでもない 0	あまり役に立たなかった 0	全く役に立たなかった 0
			(割合%)	(56.3)	(43.8)	(0.0)	(0.0)	(0.0)
家族への伝達	16	4.38 (.62)	回答者数 (名)	自信がある 7	少し自信がある 8	どちらでもない 1	あまり自信がない 0	自信がない 0
			(割合%)	(43.8)	(50.0)	(6.3)	(0.0)	(0.0)

(2) プログラムの全体評価

　保護者の自由記述によるプログラムの評価を表7-7に示す。よかった点は7［カテゴリー］が抽出され，悪かった点として4［カテゴリー］が抽出された。よかった点として，「イラストがあってわかりやすかった」のように，本プログラムの【わかりやすさ】や【新たな知識獲得・再認識】によって，保護者の疾患【理解促進】につながっていた。また「クイズ形式で楽しみながら確認できた」というプログラムの【楽しさ】を実感していたとともに，「解説付きの回答だったところがよかった」といった【即時フィードバック】によって，【認知の変容】につながっていた。

　一方で，タッチパネル式PCからタブレット端末に変更したことにより，軽量かつ【媒体の簡便性】という面ではメリットがあったものの，「少し違う画面を触ってしまうと，始めからやり直しになってしまう」といった回答のように，【端末の大きさ】や【レスポンス（操作性）】が悪い点が指摘された。

3　考　　察

　プログラムを受講した保護者によるプログラム評価は，印象・簡便性・内容適合度などについて概ね肯定的な評価が得られ，本プログラムの使用可能性が示唆された。

　修正版プログラムは，保護者が喘息に関する理解度を確認する機会になることが示唆された。さらに，保護者が本プログラムを受講することで，疾患理解にとどまらず，認知の変容や管理行動が動機づけられるといった効果が認められたことから，本プログラムは，知識提供のみならず，保護者の認知や行動に働きかけることができる内容であったことがうかがえる。

　乳幼児の発達は，母親・父親・祖父母などの養育者をはじめとする環境との相互作用により促される。子どもとの相互作用において，親の働きかけは母子関係の質を決定するうえでも最も影響が大きい（佐藤・内山，

表7-7 保護者テイラー化教育プログラムの自由記述による評価

	カテゴリー	コード数	コード例
よかった点	媒体の簡便性	3	タッチパネルで答えるので答えやすかった タッチパネルで簡単にできる タッチパネルもスムーズだった
	わかりやすさ	6	とてもわかりやすくて勉強になった イラストがあってわかりやすかった 内容がわかりやすかった
	理解促進	3	間違いをすぐに説明してもらえるので，より理解できた 間違えた点を医師より説明を受けたことによって，より理解ができた 自分の理解していない点がよくわかった
	即時フィードバック	3	解説付きの回答だったところがよかった 回答がすぐにわかったところがよかった 間違ったところをすぐにみられるところがよかった
	新たな知識獲得・再認識	4	改めて子どもの喘息の勉強になった 喘息の当たり前に思っていたことが間違っていて，とても勉強になった 知らなかったことがあったことに気がついた
	楽しさ	1	クイズ形式で楽しみながら確認できた
	認知の変容	2	親として喘息に対する気持ちのもち方や付き合い方を見直すことができてよかった 薬をきらしたらとても大変なことがわかった
悪かった点	端末の大きさ	2	もう少し画面が大きい方が見やすい タブレットがもう少し大きくてもよい気がした
	レスポンス（操作性）	6	画面の違うところに触れると，すぐ変わってしまうところ 少し違う画面を触ってしまうと，始めからやり直しになってしまうところ レスポンスが悪く，思うように次の質問に進めなかった
	プログラム内容	4	喘息の悪者クイズなど，もう少し問題数が多い方がよかったと思う 同じ問題（誰が答えているか，管理しているか…）があった 薬のことなど，もう少し詳しく知りたい
		2	読むのが苦手 子どもと一緒に楽しんでできるプログラムだとなおよいと思う
	プログラムへの要望	1	挿絵などがあると，気分的に楽しいと思う

2012)。本研究における保護者への患者教育は，母子相互作用の影響力を考慮し，未就学児，すなわち乳幼児の保護者を対象として実施した。しかしながら，主として保護者への教育支援のみならず，乳幼児の患児へのサポートも必要であると考える。今後は，子どもの発達段階だけでなく，環境との相互作用を考慮し，患児と保護者が一緒に受講できるようなプログラムが望まれる。

第4節　医療従事者による修正版プログラムの評価（調査11）

　第4節では，修正改良したテイラー化教育プログラムについて，医療従事者による評価を行なっていく。

1　調査方法および手続き
　プログラムを使用して患者教育を実施した4施設の医療従事者14名を対象に，改良版プログラム評価の調査を実施した。調査項目は，プログラムのよかった点・悪かった点，および面談ツールのよかった点・悪かった点（自由記述）であった。自由記述内容の分析は，項目別にカテゴリー分類を行なった。

2　研究により得られた知見
　対象者の職種は，看護師5名，医師7名，医療秘書1名，および臨床検査技師1名であった。対象者の平均経験年数は21.03年であった。対象者の性別は，男性5名，女性9名であった。
　医療従事者によるプログラムの使用後評価を表7-8に示す。プログラム・媒体のよかった点は8［カテゴリー］が抽出された。「子どもは自分の病気について理解が深まったように感じた」という回答のように，患児の

表7-8　医療従事者によるプログラムの使用後評価

	カテゴリー	コード数	コード例
プログラム全体のよかった点	簡便性	3	クイズ式になっていて，子どもにはよかった 比較的簡便
	病気の理解促進	7	患者・保護者は確かに勉強になっている 子どもは自分の病気について理解が深まったように感じた どこがわかってないかが気づけるのでよかったと思う
	プログラムの仕組み・内容	7	喘息に関する患者本人・家族の理解度がわかる質問だった 知識を身につけながら進めるところ 年齢別に質問が変わる仕組み 毎回質問が変わる仕組み
	楽しさ	4	子どもが興味をもって参加してくれた 慣れてくると楽しくできる
	指導	4	患者（養育者）の指導で，重点を置くべきところがわかった 医師がいなくても，喘息の知識についてレビューができる
媒体のよかった点	楽しさ	5	楽しんでいた 子どもがゲームをしているようで喜んでいた 子どもが喜んで興味をもって使うことができた
	レーダーチャート	8	患者・保護者の理解していない点を適切に知ることができる どの分野の点数が低下しているかがわかる レーダーチャートで回答が分類されている 客観的指標でより改善点を指摘しやすい
	指導	2	知識のリマインド 患者・保護者と楽しみながら話ができ，良好な関係が築ける
プログラム全体の悪かった点	端末の大きさ	3	画面が小さかった タッチパネルが慣れていない人は大変そうだった
	レスポンス（操作性）	4	反応がもう少し速くなればよいと思う タッチするところが悪いと始めに戻ってしまう
	子どもの特徴	2	子どもは正解等の解説はほとんどみていなかった気がする 文字が多いためか，正答の解説を読まない子が多かった
	子ども用プログラムの理解度	8	少し小さなお子さんには問題が難しかった 難しい問題があり（表現が），説明しなくてはいけないところがあった 子どもの年齢によっては，字を読むのが難しい
	改良事項	6	絵はもう少しかわいい方がよい 文字にせずわかりやすい絵で表現したらどうか 画面に表示される部分の問題で，気づかずに進んでしまう点 声があるともっとよいのかもしれない

（次ページに続く）

表7-8 （続き）

	カテゴリー	コード数	コード例
媒体の悪かった点	端末の大きさ	10	画面が小さく，字も小さかった 横で見守るには画面が小さかった 字が小さくて読みにくかった
	レスポンス（操作性）	7	慣れていないので，ちょっと触っただけでは次に進まず押しにくかった タッチパネルのレスポンスが悪い
	改良事項	9	操作は簡単だが，最終がわかりにくく，途中で終わった場合があった 質問数が少ないため，1つの回答で点数の差がつきやすい 専門用語を用いたマニュアルが，一般の医師や看護師には十分に理解できたか疑問 プログラムがどのように進んでいくのか，など注意書きがあったらいい
	テイラー化フィードバック	4	全体的に字が小さくて読みにくい 文字が全体的に小さく，老眼の医師には読みにくいと思う（シート） どの設問を間違えたのか，もう少しわかりやすくしてほしい
	印刷	3	読む時間，印刷する時間がかかる点 管理者画面に戻らないと印刷ができない点
	システム	3	最後までプログラムの使い方に不便を感じた プログラムが分かれている点（年齢設定後，続けて知識編・行動変容編がでてくるなど）

（出所）飯尾他（2016）。

【病気の理解促進】に役立っていた。また，「子どもが興味をもって参加してくれた」ことから，【プログラムの仕組み・内容】として【楽しさ】を付与したものであった。「客観的指標でより改善点を指摘しやすい」のように【レーダーチャート】でプログラム結果を示した内容を患者教育・【指導】に活用していた。

一方で，プログラム・媒体の悪かった点として11［カテゴリー］が抽出された。【端末の大きさ】や【レスポンス（操作性）】および【印刷】や【システム】に対する改良の必要性，および患児の発達や【子どもの特徴】【子ども用プログラムの理解度】に応じた内容の必要性が指摘された。

3 考　察

　医療従事者による使用後評価において，プログラム結果が【レーダーチャート】で示されており，患児が理解していない点や指導が必要な管理行動等を視覚的に把握できることから，プログラム結果を診察や患者教育に反映させていた。本プログラムは患児・保護者のみならず，医療従事者における診察・患者教育の質の向上につながる可能性が考えられる。

　小児喘息における患者教育は，喘息教室や教育資材の配布などのさまざまなアプローチが行なわれているが，患児の年齢や保護者のニーズや行動要因などに着目する行動科学的・健康心理学的観点を取り入れたものは極めて少ない。また，患者教育の効果は，半年しか持続しないという報告 (Gibson et al., 2002) があることから，中長期的な介入効果を評価することが必要である。改良版プログラムでは，複数回受講しても同じ内容が繰り返されない内容へと修正したことで，継続的な患者教育の実現可能性が高まった。今後の研究においては，より高機能の教育媒体の活用やプログラムの運用方法についての議論，および改良したプログラムの有効性の検証が必要である。

第8章
小児喘息患者に対する患者教育の成果および課題

　第8章では，本書における研究を総括し，小児喘息患者に対する患者教育の成果および課題として，第1節において各章の概略および成果をまとめる。続いて，第2節では，患児および保護者それぞれを対象とした患者教育に関する研究知見を融合し，総合的な考察を行なう。最後に，第3節では，小児喘息の患者教育における今後について展望する。

第1節　本書における研究で得られた知見の要約

　第1節では，第1章から第7章で得られた知見について要約する。

1　第1章の概略

　第1章は，慢性疾患における患者教育の定義・基本事項を示し，慢性疾患の患者教育において用いられる理論・モデルについて概説した。さらに，慢性疾患の患者教育における理論・モデルの適用事例を紹介した。

2　第2章の概略および成果

　第2章は，小児喘息における患者教育の現状を示し，研究動向を概観し

た。まず，小児喘息の患者教育に対する健康心理学の理論・モデルの適用可能性について，先行研究の知見をもとに検討した。その結果，社会的認知理論（Bandura, 1986）が，小児喘息の患者教育において最も多く適用されている理論であった。社会的認知理論の構成概念の1つであるSEは，小児喘息の長期管理において重要な心理的変数である。わが国における関連研究を検討した結果，臨床場面で使用可能なSEの評価尺度が存在しないことを指摘した。最後に，近年，疾病管理に対する患者教育領域において注目されている，ICTを活用した小児喘息患者教育に関する研究動向を概観した。なかでも，対象者の特性や行動要因に適合させる手法であるテイラー化介入（Kreuter et al., 1999a）の有効性を示した。

以上の内容より，本書においては，わが国の臨床場面で使用可能な小児喘息長期管理に対するSE尺度を開発すること，および社会的認知理論を適用させたテイラー化教育プログラムの開発が必須であると考え，以降の調査・介入研究を実施した。

3　第3章の概略および成果

第3章では，小児喘息長期管理に対する患児用SE尺度（CASES），および保護者用SE尺度（P-CASES）を開発し，患児および保護者の長期管理に果たすSEの役割を明らかにした。喘息患児および保護者の長期管理に果たすSEの役割は，喘息管理の負担感，および喘息コントロール状態を予測する変数であった。

4　第4章の概略および成果

第4章では，患者教育プログラムを開発するための基礎調査として，長期管理行動に影響を与える要因を明らかにした。初めに小児喘息の患者教育の実践において必要とされる喘息管理の影響要因について，先行研究の知見から把握した。その結果，先行研究における知見は，諸外国の小児喘

息患者の管理状況を強く反映しており，わが国の文化的背景，および喘息罹患率などと適合していなかった．続いて，学童期の喘息患児の長期管理行動に影響を与える要因を明らかにした．その結果，認知的要因，環境要因，吸入ステロイド行動要因，内服行動要因が，患児の長期管理行動の影響要因であった．さらに，乳幼児期喘息患児を養育する保護者が認識する長期管理行動に影響を与える要因を検討した．その結果，保護者の服薬行動の影響要因は，認知的要因，環境要因，吸入ステロイド行動要因，および与薬行動要因であった．また，環境整備行動の影響要因は，認知的要因，環境要因，社会的要因，経済的要因，身体的要因，吸入ステロイド行動要因，および与薬行動要因の7要因であった．

5 第5章の概略および成果

第5章では，第4章で明らかになった影響要因，および先行研究の知見に社会的認知理論を適用させた，テイラー化教育プログラムの開発について紹介した．開発したプログラムの実用可能性をパイロットスタディで検討した結果，患児にとって，利用可能で簡便性を有する教育ツールとなりうる可能性が示唆された．さらに保護者においては，プログラム内容について概ねよい評価が得られた．

6 第6章の概略および成果

第6章は，開発したテイラー化教育プログラムの教育効果をRCTによって検証した．患児を対象としたテイラー化教育プログラムの効果としては，プログラム群およびパンフレット群ともに，CASESの向上，JPACの改善，喘息管理負担感の低減，および喘息知識の増加が認められた．保護者を対象としたテイラー化教育プログラムの効果は，パンフレットと比べて喘息知識が有意に増加した．さらに，プログラム群およびパンフレット群ともに，P-CASESの向上，JPACの改善，およびQOLCAの改善が

認められた。

開発したプログラム内容の評価において，患児にとっては，長期管理行動の継続を動機づけるために有用であるだけでなく，患児が楽しく学べる教育ツールであることが示唆された。保護者にとっては，受け入れやすく，喘息管理の重要性を再認識させる教育ツールである可能性が示唆された。

7　第7章の概略および成果

第7章は，開発したテイラー化教育プログラムを修正改良し，その修正版テイラー化教育プログラムの実用性を評価した。修正版プログラムは，子ども用および保護者用ともに，実用的であることが示唆された。

8　本書により得られた知見

本書において，以下の知見が得られた。

1) 開発した喘息長期管理に対する SE 尺度（CASES, および P-CASES）は，患者教育研究における評価指標として有用である。
2) 小児喘息の長期管理に果たす SE の役割は，喘息管理負担感，および患児の喘息コントロール状態を予測する変数である。
3) 小児喘息管理には，認知，行動，環境，社会，および経済という多様な要因が影響している。
4) 開発したテイラー化教育プログラムは，医療現場において実用可能である。
5) テイラー化教育プログラムは，従来の患者教育と同等の効果がある。
6) タブレット端末を用いた患者教育は，患児および保護者にとって受け入れやすく，新たな教育ツールとして使用可能である。

以上の知見から，長期管理の SE は，わが国の小児喘息患者においても，重要な心理的変数であることが示唆された。慢性疾患患児を対象とする教

育プログラムの開発においては，自己管理を規定する要因を検討し，その要因に焦点をあてたプログラム内容とすることが重要である（田辺，2001）。本書では，患児側および保護者側の両者における小児喘息管理の影響要因を明らかにし，その知見をもとにテイラー化教育プログラムを開発した。本プログラムは，先行研究において有効性が示唆されている社会的認知理論の構成概念を取り入れた，健康心理学的アプローチを採用した。社会的認知理論の適用は，わが国の小児喘息患者教育においても可能であると考えられたが，今後は，さらに内容妥当性を高めていくことが必要である。

　小児喘息の患者教育において，長期管理を見据えた健康心理学的アプローチを新たな教育ツールによって提供することは，実用可能であるだけでなく，患児および保護者にとって受け入れやすいものであることが示唆された。

第2節　患児および保護者対象の患者教育に関する研究知見の融合

　第2節は，患児を対象とした研究の知見，および保護者を対象とした研究の知見を融合し，小児期にある喘息患者に対する患者教育のあり方について，総合的に考察する。

　就学期にある喘息患児を対象とした研究においては，子どもの発達段階を考慮し，喘息管理の役割や責任が患児自身に移行するとされる学童期（Clark et al., 2010a），および思春期にある子どもを対象とした。また，未就学の喘息患児の保護者を対象とした研究においては，乳幼児期の子どもの成長発達段階を考慮し，養育および喘息管理行動を担う保護者を対象とした。

　本研究で構成したテイラー化プログラムの適用範囲を，図8-1に示す。

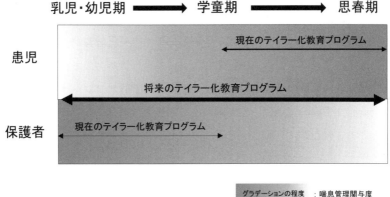

図8-1 小児期にある喘息患者に対する患者教育の適用範囲

本研究においては，学童期が疾病管理役割の移行時期である（Clark et al., 2010a）という視点から，学童期以降の患児に対しては患児本人を対象としたプログラム，および乳幼児期の患児に対しては，保護者を対象としたプログラムの2つのプログラムを開発した。しかしながら，乳幼児期の患児に対する教育においても，保護者が対象となるだけでなく，低年齢の患児にも教育を行なうことが重要である。同様に，学童期以降の患児に対する教育においても，患児のみならず，子どもの自立を促すために保護者に対しても教育を行なうことが必要である。子どもの発達は，母親・父親・祖父母などの養育者をはじめとする環境との相互作用により促される。子どもと養育者との相互作用において，親の働きかけは母子関係の質を決定するうえでも最も影響が大きく（佐藤・内山，2012），母子関係の質の高さを規定する要因として，子ども側の要因（気質，障がい等）よりも，母親の要因（応答的働きかけ等）の方が有力であることが指摘されている

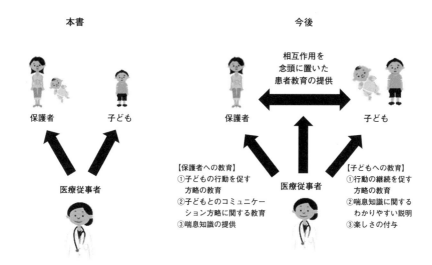

図8-2 小児喘息患者に対する患者教育の展望

(Belsky, 1999；Vaughn & Bost, 1999)。本研究において，子どもの発達段階，自己管理能力を考慮し，患児および保護者の双方を対象としたが，子どもの発達における環境との相互作用については，検討が不十分であったと考えられる。小児期にある患者への教育支援において重要な点は，図8-2に示すように，子どもの発達段階を考慮した内容の患者教育を提供すること，子どもと保護者双方に患者教育を提供すること，および環境との相互作用を考慮し，子どもの発達に合わせた保護者の関与（コミュニケーション）を促す方略を提供すること，の3点が考えられる。子どもの支援においては，日常において子どもと接する時間が多い保護者のサポートが重要といえる。医療従事者は，保護者に対し，喘息に関する知識以上に，子どもの行動を促す方略の教育が必要である。

小児喘息患者に対する患者教育の方向性を図8-3に示す。患児の視点においては，患者特性に合わせたテイラー化患者教育の提供とともに，保護者のサポート，および継続的教育支援が，患児の行動変容を促すだけで

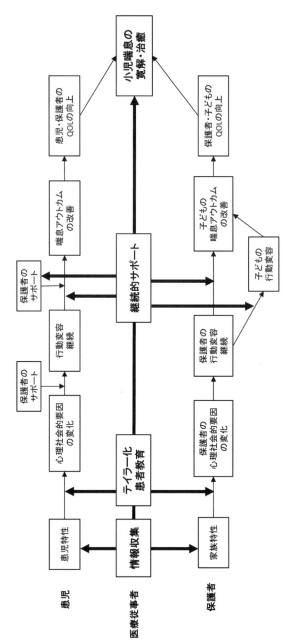

図8-3 小児喘息患者に対する患者教育の方向性

なく，喘息コントロール状態の安定・寛解，および患児・保護者の QOL 向上に寄与する。また，保護者の視点においては，家族特性に合わせたテイラー化教育の提供，および継続的教育支援が，保護者および子どもの行動変容を促すとともに，喘息コントロール状態の安定・寛解，および保護者と子どもの QOL 向上に寄与する。

　患児を対象とした患者教育としては，学童期以降の患児のみならず，低年齢患児の発達段階，および理解度に合わせた教育ツールの開発，および教育支援が必要である。学童期以降の患児を養育する保護者に対しては，子どもの自立度に合わせた補助的支援が実現できるような教育手法についても検討が必要である。したがって，今後は，図 8-1 に示したように，子どもの発達段階を軸に据え，相互作用を念頭に置き，テイラー化教育プログラムの適用範囲を拡大していくことが望まれる。

　さらに，小児喘息の長期管理を支援するための患者教育は，単回の教育にとどまらず，患児の喘息コントロール状態や服薬実施状況，および子どもの発達に合わせて，継続的な教育が求められる。今後は，患者の長期管理をさらに継続的に支援するプログラムへと改良させていくことが必要である。

第3節　小児喘息の患者教育における今後の展望

　第3節では，本書における研究により示された知見をもとに，小児喘息の患者教育における今後の展望について述べる。具体的には，1）小児喘息の患者教育介入研究の展望，および 2）小児喘息の患者教育提供場所の拡大，という2点について述べる。

1 小児喘息の患者教育介入研究の展望
　（調査1～8，介入研究1～2）

　本書における研究の対象者は，小児専門医療機関に通院する小児喘息患者であった。そのため，SE尺度（CASES, P-CASES），喘息長期管理の影響要因，テイラー化教育プログラム内容，およびプログラムの教育効果は，母集団の特徴を反映した結果である可能性が高い。今後は，小児専門医療機関のみならず，大学病院，総合病院，およびクリニックに通院する小児喘息患者の特徴を十分に反映させ，研究の精度を高め，テイラー化プログラムを洗練させていくことが必要である。

　本書における研究は，小児喘息の患者教育の効果を健康心理学的観点によってRCTを実施したわが国初の研究である。RCTは，適切に計画・実施・報告されたときに，ヘルスケア介入の評価におけるゴールド・スタンダードとなる（津谷他, 2010）。RCTの計画にあたり，患者教育（プログラム）の内容妥当性を高めること，適切な対象条件の設定，および教育介入効果を反映しうる適切な評価指標を用いることが必須である。小児喘息の患者教育介入研究の展望としては，患者教育内容を洗練させたうえで，教育の効果を中・長期的に検証していくこと，適切な評価指標を選定し，対象・環境条件を統制した検証が望まれる。

2 小児喘息の患者教育提供場所の拡大

　本書における研究では，開発したテイラー化教育プログラムを，医療機関において実施した。しかしながら，多くの喘息患児は，地域において家族とともに生活しながら，外来治療によって喘息症状をコントロールしている。そのため，医療機関から提供される患者教育内容は，家庭，保育所・幼稚園，および学校においても同質の教育が保証され，継続的に実行可能な環境，および体制が必要とされる。それらの実現に向けて，各々の職種が専門性を活かし，かつさまざまな場を利用して活動していくことが

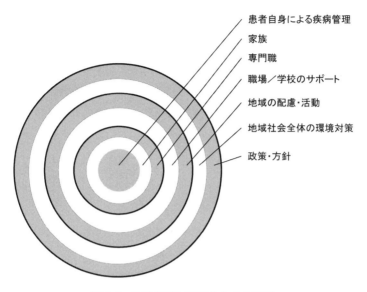

図8-4　疾患管理に影響を与える円環
（出所）　Clark et al. (2009).

求められる。学校におけるアレルギー教育については，飯尾（2012）の報告にあるように，疾患教育の効果が示唆されている。

　他方，地域における喘息の子どもに対する支援の現状として，保育所看護職，保育士および養護教諭などは，疾患の情報提供，施設内の環境整備，および子どもの個別性を尊重した対応（与薬，症状管理など）を提供していることが報告されている（飯尾他，2011c）。一方で，長期的なフォローアップ，情報収集，子どもや家族への指導，および医療機関との連携については，実施不十分な支援内容として指摘されている（飯尾他，2011c）。

　小児喘息の疾病管理は，図8-4に示すように，家族や医療従事者，および地域関係者などを含めたステークホルダーの幅広い関与が必要である（Clark et al., 2009）。また，小児喘息の患者教育では，家庭，保育所・幼稚園，および学校で活用できるプログラム開発の重要性が指摘されている

（及川, 2010）。したがって，本研究により開発されたテイラー化教育プログラムは，対象者の使用可能性が高く，持ち運びが可能であるという点から，地域や家庭において実践可能なツールとしての活用が期待される。また，本プログラムを用いる医療従事者にとっては，患者教育の提供場所や職種を問わず，提供可能となりうる。今後は，わが国におけるテイラー化教育プログラムを用いた小児喘息の患者教育が，医療機関に限らず，地域や学校，保育所・幼稚園，および家庭において幅広く活用されることが望まれる。

　本書における改良版テイラー化教育プログラムは，インターネットによるプログラム配信としたが，施設でのみ利用可能であることに加え，共同研究者のみがアクセスできるプログラム設定であった。インターネットは，誰でも，いつでも，どこででも，アクセス可能であるだけでなく，多くの人に提供（reach）できるという長所がある。前述した患者教育場所の拡大という点においても，インターネット配信が果たす役割は大きいといえる。今後は，特定の人のみがアクセスできる設定・内容から，だれでも利用可能なプログラムへのシフトが求められる。慢性疾患患者の行動変容を目的としたインターネット介入は，コクラン共同計画によるレビュー論文（Murray et al., 2005）をはじめ，複数の研究（Wantland et al., 2004；Stinson et al., 2009）からその効果が示唆されている。Ritterband et al. (2009) は，行動変容を目的としたインターネット介入のモデルを図8-5のように示している。ウェブサイトの使用は，変化のメカニズムの違い（知識や動機づけなどの違い）によっても，行動変容に導くことが可能である。また，行動変容によって生理的な影響を与えるだけでなく，症状の改善や治療の維持を目的とした行動に焦点化することにより，ウェブサイトの利用者は継続しやすくなる。図8-5は，上記のステップを表したものである。インターネット介入においても，利用者の特徴や環境を考慮したうえで，プログラム（ウェブサイト）の開発をすることが求められる。

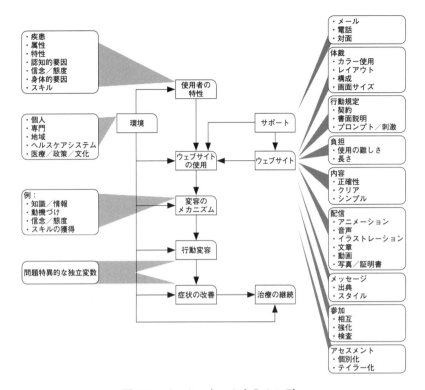

図 8-5　インターネット介入のモデル
（出所）　Ritterband et al. (2009).

　小児喘息の患者教育においては，患者教育プログラムをウェブ上で提供し，教育効果が示されている研究（Joseph et al., 2013 ; Halterman et al., 2012）も存在する。今後は改良版プログラムがインターネット経由で提供され，地域や場所を問わず，全国の喘息患児，保護者，さらにはさまざまな医療従事者においても活用可能なプログラムとなることが期待される。

第9章
本書のまとめ

　本書では，管理行動の継続を見据えた小児喘息の患者教育について，国内外を含めて現状を把握し，行動変容および行動継続に関連する心理的要因を含めて多面的に検討を行ない，ICTと健康心理学の理論を取り入れた新しい患者教育法とその教育効果について紹介した。本書の最終章として，慢性疾患の患者教育における今後の展望，および本書に期待される患者教育に関する研究・実践への貢献について考察する。

第1節　慢性疾患の患者教育における今後の展望

　喫煙，不健康な食事，座位行動，ストレス，肥満といったライフスタイル要因は，さまざまな慢性疾患の進行・増悪の原因になるだけでなく，時として病因ともなりうる（Patterson, 2000）。表9-1は，ライフスタイル行動とよくみられる疾患との関連を示したものである。表9-1からわかるように，ストレスはさまざまな疾患の原因・進行・増悪に最も関連していることがわかる。

　ストレスは，病気の有無にかかわらず，生きていくうえで必要な心と身体の働きであり，誰にでも存在する。しかし，病気を患い治療を受けるこ

表 9-1　ライフスタイル行動とよくみられる疾患との関連

疾患	喫煙	不健康な食事	座位行動	ストレス	肥満
喘息	✓			✓	
不安障害			✓	✓	
アトピー性皮膚炎				✓	
がん	✓	✓	✓	✓	
うつ病			✓	✓	
糖尿病（2型）	✓	✓	✓		✓
胃食道逆流症	✓	✓	✓	✓	✓
頭痛			✓	✓	
高血圧	✓		✓	✓	✓
過敏性腸症候群				✓	
乾癬				✓	

（出所）　Patterson（2000）p.9.

とは，それ自体が心理社会的ストレッサーとなるだけでなく，ストレス反応を生じさせる。慢性疾患患者は，治療を継続しながら日常生活を営み，発達課題に取り組むなかで，症状をコントロールし，治療と日常生活の調和を図っていく必要がある。慢性疾患の子どもは，健康な子どもと比較して心理社会的問題を抱えるリスクが高く，罹患や治療に伴うストレス，長期療養に伴う生活ストレスなど多様なストレスを抱えている（中村他，1996；松岡他，1998）。また，家族が経験するストレスは，図 9-1 のように示されており，慢性疾患患者の家族において，家族が思いがけず慢性疾患に罹患するといったこともストレスの 1 つである（Carter & McGoldrick, 2004）。長期にわたる子どもの療養生活を支える家族においても，慢性的なストレスにさらされている（丸他，1998；藤原，2004；都築他，2006；扇野他，2010）。

　慢性疾患におけるさまざまな症状・感情などは，疾患の増悪に関与している（図 9-2）。慢性疾患のなかでもアトピー性皮膚炎，喘息，食物アレル

第9章 本書のまとめ | 231

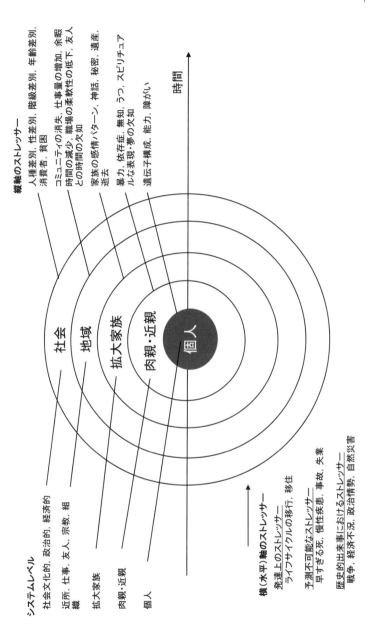

図9-1 家族のストレス円環

(出所) Carter & McGoldrick (2004) より改変。

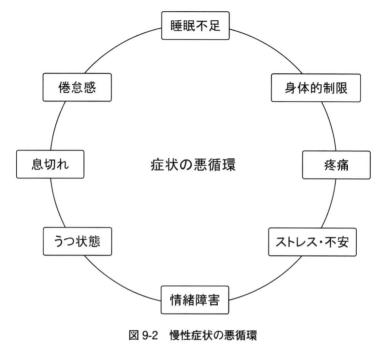

図 9-2　慢性症状の悪循環
（出所）Lorig et al. (2013).

ギーを中心とした小児アレルギー疾患は，ストレスが子どもの症状を悪化・増悪させる要因の1つとして挙げられている（Strunk et al., 1985；Wright et al., 1998；Sturdy et al., 2002；Chen et al., 2003；Lee et al., 2016）。また，かゆみの強い皮膚症状によって睡眠が障害されるなど，さまざまな症状や問題がストレッサーとなり，ストレス反応ともなる心身相関も報告されており，症状とストレスが相互に影響を与えている。

　ストレスは，いくつかの段階からなるプロセス（図9-3）であり，対象者のストレス状態に影響を及ぼすいくつもの重要な要素が含まれている（鈴木，2007）。ストレスを理解するには，ストレッサー，個人の考え方（認知）の特徴，対処の仕方（コーピング），および周囲のサポート（ソーシャルサポート）の有無などについて把握することが重要である。とりわけ，

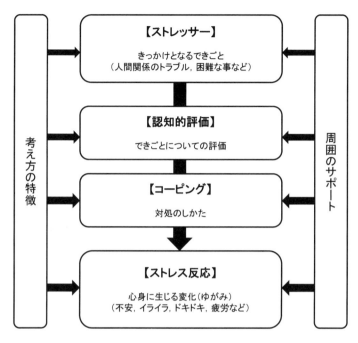

図 9-3　ストレス発生のプロセス
（出所）　鈴木（2007）p.4。

慢性疾患患者においては，日常生活におけるストレッサーおよびストレス反応に加えて，疾患に伴うストレッサーおよびストレス反応が存在する。そのため，慢性疾患患者が，どのような場面に直面したときにストレスを感じているのかを明らかにし，患者個人を取り巻く環境の整備や，ストレスに対処できるような能力を身につけるなどの教育的な働きが必要となる（金，2007）。ストレスの本質を知り，それに打ち勝つ手段を習得することを目的とした健康教育として，ストレス・マネジメント教育がある。ストレス・マネジメント教育は，1）ストレッサーへの気づき，2）ストレス反応への気づき，および3）ストレス反応を抑える方法の習得，という3要素から構成される（竹中，1997）。わが国におけるストレス・マネジメ

ント教育は，主に学校，職場，地域において実践されている。

日常生活および慢性疾患管理に伴うストレスの対処法として，諸外国では，慢性疾患の患者教育にストレス・マネジメント教育を組み込んだ効果が報告されている（Perrin et al., 1992；Hains et al., 2000；Hockemeyer & Smyth, 2002；Hampel et al., 2003；Yorke et al., 2007；Long et al., 2011）。さらに，ストレス・コーピングは，良好な喘息コントロール状態やQOLを予測する重要な要因であることが示唆されている（Barton et al., 2003；Marsac et al., 2006；Thorpe et al., 2013）。また，慢性疾患患者本人を対象としたストレス・マネジメント教育のみならず，慢性疾患患者の家族を対象としたストレス・マネジメント教育介入に関する研究も存在する（Marsland et al., 2013）。さまざまな慢性疾患の進行・増悪に関連するストレスに対して，ストレス・マネジメント教育支援によって，慢性疾患患者のストレス耐性が向上するだけでなく，疾患のよりよいコントロール，QOLおよびSEの向上に寄与すると考える。慢性疾患患者および家族が主体的に治療に取り組み，長期にわたり疾病を管理していくためには，ストレス・マネジメント教育といった多要素を含めた包括的患者教育が必要といえる。

第2節　本書の患者教育研究・実践への貢献

諸外国における患者教育は，実践もさることながら，RCTによる介入研究が多く実施されており，そのエビデンスを構築している。一方で，わが国における患者教育は，行動変容を促す，あるいは行動継続を支援する患者教育を実践するためのエビデンスが十分でない。本書では，患者側の視点においては長期管理行動の継続，および医療従事者側の視点においては効果的・効率的指導の提供，という観点から小児喘息の効果的な患者教

育の手法を検討した。本書における研究によって，長期管理を見据えた健康心理学的アプローチは，患者教育ツールとして提供できる可能性が示された。テイラー化された患者教育が小児喘息患児および保護者における長期管理行動継続の一助となることが期待される。

　医療分野においては，患者個人を遺伝子レベルから調査し，その情報に基づいて投薬や治療を行なう次世代の医療体系として，テイラーメード医療の実現可能性が論じられるようになった。患者の遺伝子の型に合わせて，その人に合った治療や薬を選定するため，より効果的な治療成果が見こまれる。医療のなかでも患者教育は，遺伝子レベルから調査することは不可能である。しかしながら，文化，患者の発達段階，性格などの特性だけでなく，心理・行動特性なども含めたテイラー化患者教育は，糖尿病，高血圧，心疾患，喘息，がんなどの慢性疾患ですでに実現している (Radhakrishnan, 2012；Williams et al., 2014；Northouse et al., 2014；Heo et al., 2015；Carrillio et al., 2016；Iio et al., 2017)。先述しているが，テイラー化患者教育は，ICTの発展により実現可能となり，歴史の浅い分野である。本書は，わが国における慢性疾患の患者教育において，テイラー化患者教育を初めて扱っているが，まだ道半ばである。当該分野は，今後も実践知と研究知を積み重ね，発展させていくことで，慢性疾患患者への効果的な患者教育の実現が期待される。

　私が博士後期課程の院生時代に読んだ本 (島岡, 2010) には，『単なる情報や知識を大量に寄せ集めてもクリエイティブでプロダクティブな活動にはつながらない。研究活動において本当に必要とされているものは，情報や知識を経験に基づいて意味のある形につなぎ直し，活動の目的に合った形にパッケージし直された「知恵」だ』と書かれていた。研究活動において重要なことは，単に情報・知識の提供ではなく，人間だけにある「知恵」を提供していくことである。2000年代までの患者教育は，知識提供型の教育が主流であったが，現在は人間の行動変容を促すために，ICTな

どのハード面とさまざまな学問領域の知恵を融合させながら活用する時代がすでに到来しているといえる。本書が，小児喘息のみならず，アトピー性皮膚炎や糖尿病などの慢性疾患における患者教育の知恵の提供として，少しでも貢献できればこれほど嬉しいことはない。

あとがき

　私が小児喘息の患者教育に関する研究を始めたのは，およそ 10 年前の大学院修士課程のころである。研究テーマがなかなか定まらず，さまざまな分野の英語論文を読み，研究室内で発表する日が長く続いていたころ，きっかけを与えてくれたのは，私がティーチングアシスタントをしていた学部 3 年生のゼミにおける，ある学生のストレスに関する発表であった。発表のなかには「ストレスによって喘息が悪化する」とあり，看護師として小児科で働いていたころを振り返ってみた。すると，喘息で入退院を繰り返す子どもが多かったことを思い出し，喘息の子どもが再入院することなく，良好なコントロールが図れるように，効果的な患者教育が実施できていなかった自分に気づかされた。ここから私の小児喘息の患者教育に関する研究がスタートした。

　喘息の治療はこの十数年間で飛躍的な進歩を遂げ，新しい優れた薬剤が次々に出されたことから，良好なコントロールが可能な疾患となった。研究にも時代のニーズに応じた"流行"があり，わが国における小児喘息の看護に関する研究は，1990 年代から 2000 年代にかけて比較的盛んに行なわれてきたが，現代は，時代背景や疾患治療の進歩を受けて，その研究数が 10 年前よりも減っているように感じる。このような背景のなかで，本書におけるテイラー化教育プログラムによる介入研究の成果公表は，わが国初のものであるが，まだ研究に精錬・洗練が必要な箇所が残っているため，医療の進歩とともに研究内容も進化を伴うように取り組んでいく必要がある。

本書のもとになった博士論文および修士論文の執筆に際し、多大なるご指導と研究環境を与えてくださった、指導教授の早稲田大学人間科学学術院の竹中晃二先生には、記して感謝の意を表します。また、修士課程・博士課程の副査をご担当いただき、有益なご示唆をいただきました早稲田大学人間科学学術院の熊野宏昭先生、嶋田洋徳先生、根ヶ山光一先生に深く感謝申し上げます。

　本書におけるすべての研究は、国立成育医療研究センター生体防御系内科部アレルギー科の大矢幸弘先生による、多大なるご指導・ご支援をいただいた賜物です。深く感謝申し上げます。ランダム化比較試験の実施においては、同センターアレルギー科の成田雅美先生、臨床心理士の濱口真奈様、同センターアレルギー科医師の皆様、同センターアレルギー科外来看護師の皆様、同センター総合診療部の医師の皆様、同センター事務補助員の坂本美砂様と田中久美子様、同センター研究所データ管理室の皆様のご尽力によって、論文・学術書として成果を公表することができました。また、テイラー化教育プログラムの修正改良ならびに実用性評価研究においては、国立成育医療研究センターアレルギー科の山本貴和子先生、国立病院機構名古屋医療センター小児科の二村昌樹先生、公立昭和病院小児科の川口隆弘先生、西藤小児科・子どもの呼吸器・アレルギークリニックの西藤成雄先生、けら小児科・アレルギー科の森澤豊先生、および高知大学医学部の大石拓先生にも、多大なご協力をいただきました。ここに記して感謝申し上げます。

　本書の出版に際し、出版にかかわる過程のサポートを担い、ご支援くださいました早稲田大学出版部の武田文彦様に厚く御礼申し上げます。

　また、本書におけるいくつもの研究にご協力いただきました小児喘息を患う子どもたち、ならびにそのご家族に心より感謝の意を申し上げます。本当にありがとうございました。

　最後に、9年間にわたる大学・大学院生活を支えてくれた両親、そして、

どんなときもいつもそばで支え，見守り，日常に彩りを与えてくれた夫と娘に，本当にありがとう。

　未来を担う子どもたちが，病気や障害の有無にかかわらず，健やかに生き生きと過ごせるように，明日を変えていくなら"今"ただひたむきに前を見て，研究を続けていきたいと思います。

　　2017年7月

飯尾　美沙

引用文献

扇野綾子・中村由美子 (2010). 慢性疾患患児を育てる母親の心理的ストレスおよび生活の満足感に影響を与える要因. 日本小児看護学会誌, 19, 1-7.
赤澤晃・大矢幸弘 (2009). 小児気管支喘息治療・管理ガイドライン 2008 の改訂要点―患者教育・学校保健―. 日本小児難治喘息・アレルギー疾患学会誌, 7, 245-250.
朝倉俊成・野崎雅子・野崎征次郎・生井良幸・太神和廣 (1997). 小児気管支喘息における吸入療法服薬指導の現状と問題点. 日本小児アレルギー学会誌, 11, 293-298.
足立満・大田健・森川昭廣・西間山馨 (2006). 日本における喘息患者実態電話調査 2005 年. アレルギー, 55, 1340-1343.
足立満・大田健・森川昭廣・西間山馨・徳永章二 (2008). 本邦における喘息のコントロール管理の変化― 2000 年度と 2005 年度の喘息患者実態電話調査 (AIRJ) より―. アレルギー, 57, 107-120.
Adams, C.D., Dreyer, M.L., Dinakar, C., & Portnoy, J.M. (2004). Pediatric asthma: A look at adherence from the patient and family perspective. Current Allergy and Asthma Reports, 4, 425-432.
Ajzen, I. & Fishbin, M. (1980). Understanding attitudes and predicting social behavior. Englwood Cliffs, NJ: Prentice Hall.
Ajzen, I. (1980). From intention to actions: A theory of planned behavior: In Kuhl J and J. Beckman (Eds) Action-Control: From Cognition to Behavior. Heidelberg, Germany: Springer.
Allen, P.J., Vessey, J.A. & Schapiro, N. (2009). Primary Care of the Child with a Chronic Condition. 5th ed. Mosby.
アレルギー疾患に関する調査研究委員会 (2007). アレルギー疾患に関する調査研究報告書. 平成 19 年度 アレルギー疾患に関する調査研究委員会.
Ayala, G.X., Yeatts, K., & Carpenter, D.M. (2009). Factors associated with asthma management self-efficacy among 7th and 8th grade students. Journal of Pediatric Psychology, 34, 862-868.
Bandura, A. (1986). Social Foundations of Thought and Action: A Social Cognitive Theory. Englewood Cliffs : Ney Jersey.
Bandura, A. (1977). Self-efficacy: Toward a unifying theory of behavioral change. Psychological Review, 84, 191-215.

Balow, J.H., & Ellard, D.R. (2004). Psycho-educational interventions for children with chronic disease, parents and siblings: an overview of the research evidence base. Child: Care, Health and Development, 30, 637-645.

Baron, R.M., & Kenney, D.A. (1986). The moderator-mediator variable distinction in social psychology research; Conceptual, strategic, and statistical considerations. Journal of Personality and Social Psychology, 51, 1173-1182.

Bartholomew, L.K., Sockrider, M.M., Abramson, S.L., Swank, P., Czyzewski, D.I., Tortolero, S.R., Markham, C.M., Fernandez, M.E., Shegog, R., & Tyrrell, S. (2006). Partners in school asthma management: evaluation of a self-management program for children with asthma. Journal of School Health, 76, 283-290.

Bartholomew, L.K., Gold, R.S., Parcel, G.S., Czyzewski, D.I., Sockrider, M.M., Fernandez, M., Shegog, R., & Swank, P. (2000). Watch, Discover, Think, and Act: evaluation of computer-assisted instruction to improve asthma self-management in inner-city children. Patient Education and Counseling, 39, 269-280.

Barton, C., Clarke, D., Sulaiman, N., Abramcon, M. (2003). Coping as a mediator of psychosocial impediments to optimal management and control of asthma. Respiratory Medicine, 97, 747-761.

Becker, M.H. (1974). The Health Belief Model and personal health behavior. Health Education Monographs, 2, 324-508.

Becker, M.H., & Maiman, L.A. (1980). Strategies for enhancing patient compliance. Journal of Community Health, 6, 113-135.

Bender, B.G., & Bender, S.E. (2005). Patient-identified barriers to asthma treatment adherence: responses to interviews, focus groups, and questionnaires. Immunology and Allergy Clinics of North America, 25, 107-130.

Belsky, J. (1999). Interactional and contextual determinants of attachment security. Handbook of Attachment: Theory, Research, and Clinical Applications. New York: Guilford.

Berg, J., & Lindgren, P. (2008). Economic evaluation of FE_{NO} measurement in diagnosis and 1-year management of asthma in Germany. Respiratory Medicine, 102, 219-231.

Bodenheimer, T., Lorig, K., Holman, H., & Grumbach, K. (2002). Patient self-

management of chronic disease in primary care. JAMA, 288, 2469-2475.
Burgess, S.W., Sly, P.D., Morawska, A., & Devadason, S.G. (2008). Assessing adherence and factors associated with adherence in young children with asthma. Respirology, 13, 559-563.
Bursch, B., Schwankovsky, L., Gilbert, J., & Zeiger, R. (1999). Construction and validation of four childhood asthma self-management scales: Parent barriers, child and parent self-efficacy, and parent belief in treatment efficacy. Journal of Asthma, 36, 115-128.
Carrillo, G., Han, D., Lucio, R.L., Seol, Y.H., Chong-Menard, B., & Smith, K. (2015). Impacting environmental and public health through the use of dual targeted and tailored asthma educational interventions. Journal of Environmental Public Health, 2015:476173.
Carter, B., & McGoldrick, M. (2004). The expanded family life cycle. Individual, Family, and Social Perspectives (third edition). Pearson Education : New York, 1-24.
Chan, D.S., Callahan, C.W., Sheets, S.J., Moreno, C.N., & Malone, F.J. (2003). An Internet-based store-and-forward video home telehealth system for improving asthma outcomes in children. American Journal of Health-System Pharmacy, 60, 1976-1981.
Chan, D.S., Callahan, C.W., Hatch-Pigott, V.B., Lawless, A., Proffitt, H.L., Manning, N.E., Schweikert, M., & Malone, F.J. (2007). Internet-based home monitoring and education of children with asthma is comparable to ideal office-based care: results of a 1-year asthma in-home monitoring trial. Pediatrics, 119, 569-578.
Chaney, G., Clements, B., Landau, L., Bulsara, M., & Watt, P. (2004). A new asthma spacer device to improve compliance in children: a pilot study. Respirology, 9, 499-506.
Charlton, I., Antoniou, A.G., Atkinson, J., Campbell, M.J., Chapman, E., Mackintosh, T., & Schapira, D. (1994). Asthma at the interface: bridging the gap between general practice and a district general hospital. Archives of Disease in Childhood, 70, 313-318.
Chen, E., Bloomberg, G.R., Fisher, E.B. Jr., & Strunk, R.C. (2003). Predictors of repeat hospitalizations in children with asthma: the role of psychosocial and socio environmental factors. Health Psychology, 22, 12-18.
Clark, N.M., Evans, D., Zimmerman, B.J., Levison, M.J., & Mellins, R.B. (1994).

Patient and family management of asthma: Theory-based techniques for the clinician. Journal of Asthma, 31, 427-435.

Clark, N.M., & Dodge, J.A. (1999). Exploring self-efficacy as a predictor of disease management. Health Education & Behavior, 26, 72-89.

Clark, N.M., Dodge, J.A., Thomas, L.J., Andridge, R.R., Awad, D., & Paton, J.Y. (2010b). Asthma in 10- to 13-year-olds: Challenges at a time of transition. Clinical Pediatrics, 49, 931-937.

Clark, N.M., Feldman, C.H., Evans, D., Wasilewski, Y., & Levison, M.J. (1984). Changes in children's school performance as a result of education for family management of asthma. Journal of School Health, 54, 143-145.

Clark, N.M., Feldman, C.H., Evans, D., Levison, M.J., Wasilewski, Y., & Mellins, R.B. (1986b). The impact of health education on frequency and cost of health care use by low income children with asthma. Journal of Allergy and Clinical Immunology, 78, 108-115.

Clark, N.M., Feldman, C.H., Evans, D., Duzey, O., Levison, M.J., Wasilewski, Y., Kaplan, D., Rips, J., & Mellins, R.B. (1986a). Managing better: Children, parents, and asthma. Patient Education and Counseling, 8, 27-38.

Clark, N.M., & Gong, M. (2000). Management of chronic disease by practitioners and patients: are we teaching the wrong things?. BMJ, 320, 572-575.

Clark, N.M., Gong, M., & Kaciroti, N. (2001). A model of self-regulation for control of chronic disease. Health Education & Behavior, 28, 769-782.

Clark, N.M., Gotsch, A., & Rosenstock, I.R. (1993). Patient, professional, and public education on behavioral aspects of asthma: A review of strategies for change and needed research. Journal of Asthma, 30, 241-255.

Clark, N.M., Griffiths, C. Keteyian, S.R., & Partridge, M.R. (2010a). Educational and behavioral interventions for asthma: who Archives which outcomes? A systematic review. Journal of Asthma and Allergy, 10, 187-197.

Clark, N.M., & Partridge, M.R. (2002). Strengthening asthma education to enhance disease control. Chest, 121, 1661-1668.

Clark, N.M., Rosenstock, I.M., Hassan, H., Evans, D., Wasilewski, Y., Feldman, C., & Mellins, R.B. (1988). The effect of health beliefs and feelings of self-efficacy on self-management behavior of children with a chronic disease. Patient Education and Counseling, 11, 131-139.

Clark, N.M., Scott, L., Jones, S., Kwong, K., Morphew, T., & Jones, C.A. (2009).

Effectiveness of educational and behavioral asthma interventions. Pediatrics, 123, s185-192.

Clark, N.M., & Starr, N.S. (1994). Management of asthma by patients and families. American Journal of Respiratory and Critical Care Medicine, 149, S54-60.

Clark, N.M., & Valerio, M.A. (2003). The role of behavioral theories in educational interventions for pediatric asthma. Pediatric Respiratory Reviews, 4, 325-333.

Clark, N.M., & Zimmerman, B.J. (1990). A social cognitive view of self-regulated learning about health. Health Education Research, 5, 371-379.

Clark, M., Hampson, S.E., Avery, L., & Simpson, R. (2004). Effects of a tailored lifestyle self-management intervention in patients with type 2 diabetes. British Journal of Health Psychology, 9, 365-379.

Coleman, M.T., & Newton, K.S. (2005). Supporting self-management in patients with chronic illness. American Family Physician, 72, 1503-1510.

Creer, T.L., Stein, R.E.K., Rappaport, L., & Lewis, C. (1992). Behavioral consequences of illness: Childhood asthma as a model. Pediatrics, 90, 808-815.

Creer, T.L. (2008). Behavioral and cognitive processes in the self-management of asthma. Journal of Asthma, 45, 81-94.

D'Alessandro, D.M., & Dosa, N.P. (2001). Empowering children and families with information technology. Archives of Pediatrics and Adolescent Medicine, 155, 1131-1136.

D'Zurilla, T.J. (1986). Problem-Solving Therapy: A Social Competence Approach to Clinical Intervention. New York: Springer.

D'Zurilla TJ, & Nezu AM. (2006). Problem-Solving Therapy (Third Edition) : A Positive Approach to Clinical Intervention. Springer Publish Company.

Dey, A.N., & Bloom, B. (2005). Summary health statistics for U.S. children: National health interview survey 2003. Vital and Health Statistics, Series 10, 223, 1-78.

Dijkstra, A. (2005). Working mechanisms of computer-tailored health education: evidence from smoking cessation. Health Education Research, 20, 529-539.

Drotar, D (2000). Promoting adherence to treatment in childhood chronic illnesses: Concepts, Methods, and Interventions. Mahwah, NJ : Lawrence

Erlbaum Associates.
Drotar, D., & Bonner, N.S. (2009). Influences on adherence to pediatric asthma treatment: A review of correlates and predictors. Journal of Developmental & Behavioral Pediatrics, 30, 574-582.
Fall, A.J., Henry, R.L., & Hazell, T. (1998). The use of an interactive computer program for the education of parents of asthmatic children. Journal of Pediatric Child Health, 34, 127-130.
Fishbein, M., & Ajzen, I. (1975). Belief, attitude, intention, and behavior: An introduction to theory and research. Reading, MA: Addition-Wesley.
Fisher, J.D., Fisher, W.A. (1992). Changing AIDS-risk behavior. Psychological Bulletin, 111:455-474.
Fisher, J.D., Fisher, W.A., Misovich, S.J., Kimble, D.L, & Malloy, T.E. (1996). Changing AIDS risk behavior: effects of an intervention emphasizing AIDS risk reduction information, motivation, and behavioral skills in a college student population. Health Psychology, 15:114-123.
Freire, P. (1973). Education for critical consciousness. New York: Seabury.
Freudenherg, N. & Zimmerman, M. (eds) (1995). AIDS Prevention in the Community: Lessons from the First decade. Washington, DC: American public health association.
藤高道子・河野一輝・西尾陽介・岡野里香・兵頭純夫・藤井肇 (2006). 難治性気管支喘息の2歳女児例に対するプロピオン酸フルチカゾンドライパウダー吸入療法の試み. 小児科臨床, 59, 2225-2230.
藤岡寛・上別府圭子 (2009). 小児慢性疾患患者における服薬の意志形成プロセスに関する質的研究. 小児保健研究, 68, 654-661.
Fujita, K. (2011). On conceptualizing self-control as more than the effortful inhibition of impulses. Personality and Social Psychology Review, 15, 352-366.
藤原知恵子 (2004). 入院中の小児がんの子どもを持つ母親のコーピングと状況要因および心理的ストレス反応との関連. 日本小児看護学会誌, 13, 40-45.
Georgiou, A., Buchner, D.A., Ershoff, D.H., Blasco, K.M., Goodman, L.V., & Feigin, J. (2003). The impact of a large-scale population-based asthma management program on pediatric asthma parents and their caregivers. Annals of Allergy, Asthma and Immunology, 90, 308-315.
Gibson, P.G., Coughlan, J., Wilson, A.J., Hensley, M.J., Abramson, M., Bauman,

A., & Walters, E.H. (2002). Limited (information only) patient education programs for adults with asthma. Cochrane Database of Systematic Reviews, 2, CD001005.

グラクソ・スミスクライン株式会社発行 (2011). アレルギーなんかに負けないぞ ぜんそく・アトピー性皮膚炎・アレルギー性鼻炎. (パンフレット)

Green, L.W., & Frankish, C.J. (1994). Theories and principles of health education applied to asthma. Chest, 106, 219s-230s.

Green, L.W., & Kreuter, M.W. (1991). Health promotion planning: An educational and environmental approach. Palo Alto, CA: Mayfield.

Guevara, J.P., Wolf, F.M., Grum, C.M., & Clark, N.M. (2003). Effects of educational interventions for self-management of asthma in children and adolescents; systematic review and meta-analysis. BMJ, 326, 1308-1309.

Guendelman, S., Maeda, K., Benson, M., Chen, Y.Q., & Samuels, S. (2002). Improving asthma outcomes and self-management behaviors of inner-city children: a randomized trial of the Health Buddy interactive device and an asthma diary. Archives of Pediatrics and Adolescent Medicine, 156, 114-120.

Hains, A.A., Davies, W.H., Parton, E., Totka, J., & Amoroso-Camarata, J. (2000). A stress management intervention for adolescents with type 1 diabetes. The Diabetes Educator, 26, 417-424.

Halm, E.A., Mora, P., & Leventhal, H. (2006). No symptoms, no asthma: The acute episodic disease belief is associated with poor self-management among inner-city adults with persistent asthma. Chest, 129, 573-580.

Halterman, J.S., Fagnano, M., Montes, G., Fisher, S., Tremblay, P., Tajon, R., Sauer, J., & Butz, A. (2012). The school-based preventive asthma care trial: results of a pilot study. Journal of Pediatrics, 161, 1109-1115.

濱崎雄平・河野陽一・海老澤元宏・近藤直実監修 (2012). 小児気管支喘息治療・管理ガイドライン 2012. 協和企画, pp.12-217.

Hampel, P., Rudolph, H., Stachow, R., & Petermann, F. (2003). Multimodal patient education program with stress management for children and adolescent asthma. Patient Education and Counseling, 49, 59-66.

蓮見藍子・新井麻紀子・井田明美 (2005). 気管支喘息患児・家族への指導—喘息発作の予防対策を家族と共に考える—. 日本看護学会論文集：小児看護, 36, 67-69.

Hazzard, A., Celano, M., Collins, M., & Markov, Y. (2002). Effects of STARBRIGHT World on knowledge, social support, and coping in hospitalized children with sickle cell disease and asthma. Children's Healthcare, 31, 69-86.

Heo, S., Moser, D.K., Lennie, T.A., Payne-Emerson, H., Welch, J.L., & Weaver, M. (2015). Development and testing of the feasibility and acceptability of a tailored dietary intervention in patients with heart failure. Journal of Cardiovascular Nursing, 30, 213-221.

Hindi-Alexander, M.C., & Cropp, G.J.A. (1984). Evaluation of a family asthma program. Journal of Allergy and Clinical Immunology, 74, 505-510.

Hockemeyer, J., & Smyth, J. (2002). Evaluating the feasibility and efficacy of a self-administered manual-based stress management intervention for individuals with asthma: results from a controlled study. Behavioral Medicine, 27, 161-72.

Hofmann, W., Schmeichel, B. J., & Baddeley, A. D. (2012). Executive functions and self-regulation. Trends in Cognitive Sciences, 16, 174-180.

Homer, C., Susskind, O., Alpert, H.P., Owusu, M., Schneider, L., Rappaport, L.A., & Rubin, D.H. (2000). An evaluation of an innovative multimedia educational software program for asthma management: report of randomized, controlled trial. Pediatrics, 106, s210-215.

堀内康生・稲田浩・上本末夏 (2004). 気管支喘息学童の学校生活 第7報 気管支喘息児のQOL改善のための自己管理教育と学校内外関係者のパートナーシップの向上について. 小児保健研究, 63, 429-435.

堀内康生・稲田浩・澤田好伴・坂嵜和子・西牟田敏之 (2006). 気管支喘息学童の学校生活 第8報 大阪市における思春期喘息患者のアドヒアランス向上に関する試み. 小児保健研究, 65, 273-281.

Huss, K., Winkelstein, M., Nanda, J., Naumann, P.L., Sloand, E.D., & Huss, R.W. (2003). Computer game for inner-city children does not improve asthma outcomes. Journal of Pediatric Health Care, 17, 72-78.

飯尾美沙 (2012). 小学5年生を対象としたアレルギー疾患に関する保健授業の効果. 小児保健研究, 71, 427-434.

飯尾美沙 (2013). 小児喘息患者に対するコンピュータを用いた教育介入研究の文献レビュー. 日本看護科学会誌, 33 (3), 23-31.

Iio, M., Hamaguchi, M., Narita, M., Takenaka, K., Ohya, Y. (2017). Tailored education to increase self-efficacy for caregivers of children with asthma: A randomized controlled trial. Computer Informatics Nursing, 35 (1), 36-44.

飯尾美沙・大矢幸弘・竹中晃二 (2010). 小児喘息管理における環境整備行動

に影響を与える要因. 小児アレルギー学会誌, 24, 685-692.
飯尾美沙・大矢幸弘・濱口真奈・竹中晃二 (2012a). 気管支喘息の長期管理における患児用セルフ・エフィカシー尺度の開発. 小児アレルギー学会誌, 26, 266-276.
飯尾美沙・大矢幸弘・森澤豊・渡辺博子・成田雅美・二村昌樹・益子育代・野村伊知郎・吉田幸一・堀向健太・萬木暁美・萬木晋・佐塚京子・中谷夏織・明石真幸・大石拓・福家辰樹・須田友子・竹中晃二 (2011b). 喘息患児を養育している保護者の服薬アドヒランスに影響を与える要因. アレルギー, 60, 593-603.
飯尾美沙・藤澤雄太・満石寿・前場康介・大矢幸弘・竹中晃二 (2011a). 小児気管支喘息における患者教育に関する国内文献レビュー. 小児看護, 34, 925-930.
飯尾美沙・二村昌樹・前場康介・大矢幸弘・竹中晃二 (2011c). 地域における気管支喘息を持つ子どもへの支援の現状および課題. 日本小児難治喘息・アレルギー疾患学会誌, 9, 271-277.
飯尾美沙・成田雅美・二村昌樹・山本貴和子・川口隆弘・西藤成雄・森澤豊・大石拓・竹中晃二・大矢幸弘 (2016). 改良版小児喘息テイラー化教育プログラムの実用性評価. 小児難治喘息アレルギー疾患学会誌, 14 (3), 257-267.
飯尾美沙・前場康介・島崎崇史・大矢幸弘・竹中晃二 (2012b). 気管支喘息患児の長期管理に対する保護者用セルフ・エフィカシー尺度の開発. 健康心理学研究, 25, 64-73.
飯村直子・楢木野裕美・二宮啓子・松林知美・蝦名美智子・片田範子・勝田仁美・来生奈巳子・佐々木忍・鈴木敦子・筒井真優美・中野綾美・半田浩美・福地麻貴子 (2002). Wong-Bakerのフェイススケールの日本における妥当性と信頼性. 日本小児看護学会誌, 11, 21-27.
池田俊也 (2010). iPadで変わる医療〜新しい医療の形がiPadの登場で見えてきた. Nikkei Medical, 10, 64-65.
石井均 (1999). 内科医からみて―糖尿病をモデルに―. こころの科学, 84, 76-83.
石井真・浅野みどり (2007). 乳幼児期の喘息児をもつ母親の養育体験の意味づけ―育児ストレスの認識が強い母親2事例の検討より―. 日本看護医療学会雑誌, 9, 39-46.
磯崎淳・川野豊・正田哲雄・川出晶子・小川倫史・野間剛・河野徹也・中村陽一 (2009). 呼吸機能, 呼気一酸化窒素を指標としたJapanese Pediatric

Control Program (JPAC) と小児喘息コントロールテスト (Childhood Asthma Control Test : C-ACT) の比較検討. アレルギー, 58, 648-656.

稲田浩・新平鎮博・村田良輔 (1997). Health Locus of Control Scale を用いた気管支喘息小児の健康と病気に対する概念の検討と喘息キャンプの効用. 小児保健研究, 56, 772-776.

岩田力 (2009). 患者教育・学校保健. 小児科臨床, 62, 421-427.

Jalilian, F., Motlagh, F.Z., Solhi, M., & Gharibnavaz, H. (2014). Effectiveness of self-management promotion educational program among diabetic patients based on health belief model. Journal of Education & Health Promotion, 21;3:14. doi: 10.4103/2277-9531.127580.

Janis, I.L. & Mann, L. (1977). Decision Making: A psychological Analysis of Conflict, Choice, and Commitment. New York: Free Press.

Janz, N.K., Becker, M.H., & Hartman, P.E. (1984). Contingency contracting to enhance patient compliance: a review. Patient Education and Counseling, 5, 165-178.

Jones, C.J., Smith, H., & Llewellyn, C. (2014). Evaluating the effectiveness of health belief model interventions in improving adherence: a systematic review. Health Psychology Review, 8, 253-269.

Joseph, Christine. L.M., Peterson, E., Havsted, S., Johnson, C.C., Hoerauf, S., Stringer, S., Gibson-Scipio, W., Ownby, D.R., Elston-Lafata, J., Pallonen, U., & Strecher, V. (2007). A web-based, tailored asthma management program for urban African-American high school students. American Journal of Respiratory and Critical Care Medicine, 175, 888-895.

Joseph, C.L., Ownby, D.R., Havstad, S.L., Saltzgaber, J., Considine, S., Johnson, D., Peterson, E., Alexander, G., Lu, M., Gibson-Scipio, W., & Johnson, C.C. (2013). Evaluation of a web-based asthma management intervention program for urban teenagers: reaching the hard to reach. Journal of Adolescent Health, 52, 419-426.

Joshi, A., Weng W., Lichenstein, R., Arora, M., & Sears, A. (2009). Prospective tracking of pediatric emergency department e-kiosk to deliver asthma education. Health Informatics Journal, 15, 282-295.

Kaptein, A.A., Scharloo, M., & Weinman, J.A. (2001). Assessing illness perceptions. In: Vingerhoets A, ed. Assessment in Behavioral Medicine and Health Psychology. London, Psychology Press, pp.179-194.

鎌原雅彦・樋口一辰 (1987). Locus of Control の年齢的変化に関する研究.

教育心理学研究, 35, 177-183.
岸田勝・鈴木五男・中園宏紀・井澤雅子・岡田麻里・竹下由紀子・下田牧子・小渋達郎・内山宏幸・栗田富美子・笹本明義・松本広伸・鈴木眞弓・風間利文・大川智子・松門武・水越多方子・小田部哲夫・北山幸子・玉寄美和・増渕孝子・小高美奈子・玉那覇かずみ（2000）．小児気管支喘息における包括的治療の取組 1年経過症例について．アレルギーの臨床, 20, 1052-1057.
木下康仁（1999）．グラウンデッド・セオリー・アプローチ―質的実証研究の再生―．弘文堂.
木下康仁（2003）．グラウンデッド・セオリー・アプローチの実践―質的研究への誘い―．弘文堂.
金外淑（2007）．心身症患者のストレスマネジメント．嶋田洋徳・鈴木伸一（編著）学校，職場，地域におけるストレスマネジメント実践マニュアル．京都：北大路書房, pp.149-161.
金外淑・嶋田洋徳・坂野雄二（1996）．慢性疾患患者の健康行動に対するセルフ・エフィカシーとストレス反応との関連．心身医学, 36, 499-505.
毛見知恵子・櫻井和子・源内和子・中西陽子（2007）．小児喘息外来での患児指導の効果 行動変容を中心とした分析．日本看護学会論文集：小児看護, 37, 128-130.
Kelly, C.S., Morrow, A.L., Shults, J., Nakas, N., Strope, G.L., & Adelman, R.D. (2000). Outcomes evaluation of a comprehensive intervention program for asthmatic children enrolled in Medicaid. Pediatrics, 105, 1029-1035.
小平京子（2007）．糖尿病患者教育に関する看護の現状と今後の課題．東京女子医科大学会誌, 21, 33-37.
国府田亜矢・林奈津子・小川徳子・亀崎佐織・末廣豊（2005）．患者教育における喘息教室の効果．日本小児難治喘息・アレルギー疾患学会誌, 3, 37-40.
Kreuter, M.W., Bull, F.C., Clark, E.M., & Oswald, D.L. (1999c). Understanding how people process health information: a comparison of tailored and untailored weight loss materials. Health Psychology, 18, 1-8.
Kreuter, M.W., Farrell, D., Olevitch, L., & Brennan, L. (1999a). Tailored Health Messages: Customizing Communication with Computer Technology. New Jersey：Lawrence Erlbaum.
Kreuter, M.W., Strecher, V.J., & Glassman, B. (1999b). One size does not fit all: The case for tailoring print materials. Annals of Behavioral Medicine, 21, 276-282.
Kreuter, M.W., & Skinner, C.S. (2000). Tailoring: what's in a name?. Health

Education Research, 15, 1-4.

Krik, S., Beatty, S., Callery, J., Milnes, L., & Pryjmachuk, S. (2012). The effectiveness of self-care support interventions for children and young people with long-term conditions: a systematic review. Child Care, Health and Development, in press.

Krishna, S., Francisco, B.D., Balas, E.A., Koning, P., Graff, G.R., & Madsen, R.W. (2003). Internet-enabled interactive multimedia asthma education program: A randomized trial. Pediatrics, 111, 503-510.

Krishna, S., Balas, E.A., Francisco, B.D., & Koning, P. (2006). Effective and sustainable multimedia education for children with asthma: A randomized controlled trial. Children's Healthcare, 35, 75-90.

Laster, N., Holsey, C.N., Shendell, D.G., Maccarty, F.A., & Celano, M. (2009). Barriers to asthma management among urban families: Caregiver and child perspectives. Journal of Asthma, 46, 731-739.

Lee, M.R., Son, B.S., Park, Y.R., Kim, H.M., Moon, J.Y., Lee, Y.J., Kim, Y.B. (2012). The relationship between psychosocial stress and allergic disease among children and adolescents in Gwangyang bay, Korea. J Prev Med Public Health 2016;45 (6) :374-380.

Leventhal, H., Leventhal, E.A., Contrada, R.J. (1998). Self-regulation, health, and behavior: A perceptual-cognitive approach. Psychology and Health, 13:717-733.

Leventhal, H., Leventhal, E.A., & Cameron, L. (2001). Representations, procedures, and affect in illness self-regulation: A perceptual-cognitive model. In: Baum A, Singer JE, eds. Handbook of health psychology. Mahwah, NJ, Erlbaum, pp.19-47.

Lewis, F.M., & Dalltroy, L.H. (1990). How causal explanations influence health behavior: attribution theory. In: Glanz, K., Lewis, F.M., & Rimer, B.K. (Ed.) Health Behavior and Health Education: Theory, Research, and Practice. Jossey-Bass: San Francisco, pp92-114.

Lieberman, D.A. (2001). Management of chronic pediatric diseases with interactive health games: Theory and research findings. Journal of Ambulatory Care Management, 24, 26-38.

Long, K.A., Ewing, L.J., Cohen, S., Skoner, D., Gentile, D., Koehrsen, J., Howe, C., Thompson, A.L., Rosen, R.K., Ganley, M., & Marsland, A. (2011). Preliminary evidence for feasibility of a stress management intervention for 7- to 12-year-olds with asthma. Journal of Asthma, 48, 160-170.

Lustria, Mia-Liza.A., Cortese, J., Noar, S.M., & Glueckauf, R.L. (2009). Computer-tailored health interventions delivered over the web: Review and analysis of key components. Patient Education and Counseling, 74, 156-173.

MaCaul, K.D., Glasgow, R.E., & Schafer, L.C. (1987). Diabetes regimen behaviors: Predicting adherence. Medical Care, 25, 868-881.

Madge, P., McCooll, J., & Paton, J. (1997). Impact of a nurse-led home management training program in children admitted to hospital with acute asthma: a randomized controlled study. Thorax, 52, 223-228.

Mangan, J.M., & Gerald, L.B. (2006). Asthma agents: monitoring asthma in schools. Journal of School Health, 76, 300-302.

Mansour, M.F., Lanphear, B.P., & DeWitt, T.G. (2000). Barriers to asthma care in urban children: Parent perspectives. Pediatrics, 106, 512-519.

Marsac, M.L., Funk, J.B., & Nelson, L. (2006). Coping styles, psychological functioning and quality of life in children with asthma. Child care, Health and Development, 33, 360-367.

益子育代，大矢幸弘，赤澤晃（2007）．保育園・幼稚園・学校における小児アレルギー疾患の問題点と対処—私立中学高校における喘息教育の実践とその効果—．日本小児アレルギー学会誌，21，38-43.

又野典子・中川博之・南部光彦（2002）．クロモグリク酸ナトリウムの尿中排泄率を指標とした加圧式定量噴霧式吸入器による吸入療法の評価と吸入指導．小児科臨床，55，1445-1448.

松岡真里・丸光惠・武田淳子・中村伸枝・兼松百合子・松本暁子・内田雅代・竹内幸江・佐藤奈保・栗林浩子・篠原玲子・西牟田敏之（1998）．気管支喘息患児の親のライフスタイルに関する研究．千葉大学看護学部紀要，20，59-68.

松嵜くみ子・内山浩志・小田島安平（2007）．臨床心理士による喘息児セルフケア支援の有効性に関する検討—臨床症状，肺機能，および薬価からみた治療薬の変化—．日本小児アレルギー学会誌，21，222-227.

丸光惠・兼松百合子・中村伸枝・工藤美子・武田淳子（1998）．慢性疾患患児を持つ母親の育児ストレスの特徴と関連要因—健康児の母親との比較から—．千葉大学看護学部紀要，19，45-51.

McGhan, S.L., Wells, H.M., & Befus S.D. (1998). The "roaring adventures of PUFF": a childhood asthma education program. Journal of Pediatric Health Care, 12, 191-195.

McPherson, A.C., Glazebrook, C., Forster, D., & Smyth, A. (2006). A randomized, controlled trial of an interactive educational computer package for children with asthma. Pediatrics, 117, 1046-1054.

McVan, B. 著　武山満智子（翻訳）(1990). 患者教育のポイント―アセスメントから評価まで―. 医学書院. p.2.

Meishke, H., Lozano, P., Zhou, C., & Christakis, D. (2011). Engagement in "My Child's Asthma", an interactive web-based pediatric asthma management intervention. International Journal of Medical Informatics, 80, 765-774.

Melani, A.S. (2007). Inhalatory therapy training: a priority challenge for the physician. Acta Bio-medica, 78, 233-245.

Meng, A. & MeConnell, S. (2002). Decision-making in children with asthma and their parents. Journal of the American Academy of Nurse Practitioners, 14, 363-371.

Mesters, I., Meertens, R., Kok, G., & Parcel, G.S. (1994). Effectiveness of a multidisciplinary education protocol in children with asthma (0-4 years) in primary health care. Journal of Asthma, 31, 347-359.

Mesters, I., van Nunen, M., Creholder, H., & Meertens, R. (1995). Education of parents about pediatric asthma: effects of a protocol on medical consumption. Patient Education and Counseling, 25, 131-136.

Miltenberger, R.G. 著　園山繁樹・野呂文行・渡部匡隆・大石幸二（訳）(2008). 行動変容法入門. 大阪：二瓶社, pp.57-71.

Miller, W.R., & Rollnick, S. (2002). Motivational Interviewing: Preparing People to Change. New York: Guilford Press.

三浦由紀子・中野綾美 (2008). 幼児期にある気管支喘息の子どもを持つ親が用いる症状マネジメントの方略. 高知女子大学看護学会誌, 33, 64-73.

宮川一郎 (2010). 問診表・患者説明への iPad 活用. 看護学雑誌, 74, 24-29.

水野里恵 (2002). 母子相互作用・子どもの社会化過程における乳幼児の気質. 風間書房.

水本篤・竹内理 (2008). 研究論文における効果量の報告のために―基礎的概念と注意点―. 英語教育研究, 31, 57-66.

Murray, E., Burns, J., See, T.S., Lai, R., & Nazareth, I. (2005). Interactive Health Communication Applications for people with chronic disease. Cochrane Database Syst Rev. 2005 Oct 19；(4)：CD004274.

宗像恒次 (1983). 保健行動の実行を支える諸条件. 看護技術, 29, 30-38.

中島光恵・皆川美紀・中村美保・兼松百合子・町田恵子・藤沢洋子・内田由美

子（1994）．慢性腎疾患患児の療養行動，ストレス，ソーシャルサポート―外来通院児と入院児の比較―．千葉大学看護学部紀要，16，61-68．
中野綾美（編集）（2011）．小児看護学―小児の発達と看護―．メディカ出版．
Napolitano, N.A., & Marcus, B.H. (2002). Targeting and tailoring physical activity information using print and information technologies. Exercise and Sport Sciences Reviews, 30, 122-128.
中村喜代子・吉田利留子・久保有佳里・小向美子・粒来啓子・松谷タケ（1999）．小児喘息患児に対する患児・家族教育の有効性の検討．看護の研究，31，167-171．
中村伸枝・兼松百合子・武田淳子・内田雅代・古谷佳由理・丸光恵・杉本陽子（1996）．慢性疾患患児のストレス．小児保健研究，55，55-60．
西ゆかり・小原明美・福地理絵子（2007）．アレルギー外来における喘息の生活指導の効果．日本看護学会論文集：小児看護，37，47-49．
西陽子・板井英子・松井和子・東則子・井阪久美子（2000）．気管支喘息患者の教育入院における効果的な吸入技術指導．こども医療センター医学誌，29，96-99．
西村佳代子・西村千秋・原田陽子・桐原彩乃・勝部彩子・三村かよ子・末重千里（2011）．小児気管支喘息患者の家族に対するパンフレットを用いた指導の効果．山口大学医学部附属病院看護部研究論文集，86，7-12．
西牟田敏之・西間三馨・森川昭廣監修（2008）．小児気管支喘息治療・管理ガイドライン2008．協和企画，pp.94-110．
二羽はるな・豊川琢（2010）．特集「iPadで変わる医療」精彩画像が手術・読影を支援．Nikkei Medical, 10, 48-63．
Northouse, L., Schafenacker, A., Barr, K.L., Katapodi, M., Yoon, H., Brittain, K., Song, L., Ronis, D.L., & An, L. (2014). A tailored Web-based psychoeducational intervention for cancer patients and their family caregivers. Cancer Nursing, 37, 321-330.
Nowicki, S., & Stricland, B. (1973). Locus of control scale for children. Journal of Consulting and Clinical Psychology, 40, 148-154.
小椋香苗（2008a）．養育者特に母親の吸入療法への参加を実感することがアドヒアランス向上に重要であった思春期気管支喘息男子の1例．日本小児難治喘息・アレルギー疾患学会誌，6，247-252．
小椋香苗（2008b）．吸入ステロイド薬治療でコントロール良好であった前思春期気管支喘息5症例に対するアドヒアランス低下時におけるセルフケア確立支援のための患者教育．日本小児アレルギー学会誌，22，773-778．

Ott, J., Greening, L., Palarby, N., Holderby, A. & DeBell, W.K. (2000). Self-efficacy as a mediator variable for adolescents' adherence to treatment for insulin-dependent diabetes mellitus. Children's Health Care, 29, 47-63.

大川智子・白川清吾・矢崎知子・吉山友二・管家甫子 (2007). 小児気管支喘息患者の外来吸入療法指導に対する試みと有用性の検討. 耳鼻咽喉科展望, 50, 113-128.

大平真由美・海老原由紀 (2005). 低年齢児に対するピークフロー導入を実践して―母と子による喘息の自己管理を目指して―. アレルギーの臨床, 25, 148-151.

Patterson, R. (2000). Changing Patient Behavior: Improving Outcomes in Health and Disease Management. Jossey-Bass; San Francisco.

Perrin, J.M., MacLean, W.E. Jr., Gortmaker, S.L., & Asher, K.N. (1992). Improving the psychological status of children with asthma: a randomized controlled trial. Journal of Developmental Behavioral Pediatrics, 13, 241-247.

Postma, J., Karr, C., & Kieckhefer, G. (2009). Community health workers and environmental interventions for children with asthma: A systematic review. Journal of Asthma, 46, 564-576.

Prochaska, J.O., DiClemente, C.C., & Norcross, J.C. (1992). In search of how people change. Applications to addictive behaviors. American Psychologist, 47, 1102-1114.

Radhakrishnan, K. (2012). The efficacy of tailored interventions for self-management outcomes of type 2 diabetes, hypertension or heart disease: a systematic review. Journal of Advanced Nursing, 68, 496-510.

Rand, C.S. (2005). Non-adherence with asthma therapy: More than just forgetting. Journal of Pediatrics, 146,157-159.

Redman, B.K. (2004). Patient self-management of chronic disease -The health care provider's challenge-. Sudbury, MA: Jones and Bartlett Publishers, pp.6-24.

Ritterband, L.M., Thorndike, F.P., Cox, D.J., Kovatchev, B.P., & Gonder-Frederick, L.A. (2009). A behavior change model for internet interventions. Annals of Behavior Medicine, 38, 18-27.

Rose, D., & Garwick, A. (2003). Urban American Indian family caregivers' perceptions of barriers to management of childhood asthma. Journal of Pediatric Nursing, 18, 2-11.

Rubin, D.H., Leventhal, J.M., Sadock, R.T., Letovsky, E., Schottland, P.,

Clement, I., & McCarthy, P.(1986). Educational intervention by computer in childhood asthma: a randomized clinical trial testing the use of a new teaching intervention in childhood asthma. Pediatrics, 77, 1-10.
斉藤恵子・池野一秀・宮沢ともよ・五十嵐美代子・西宮充子(2002).小児気管支喘息患児の入院に対する喘息教室の効果.看護の研究,33,190-191.
Salmela, S., Poskiparta, M., Kasila, K., Vähäsarja, K., & Vanhala, M.(2009). Transtheoretical model-based dietary interventions in primary care: a review of the evidence in diabetes. Health Education Research, 24,237-252.
佐藤鮎美・内山伊知郎(2012).乳児期における絵本共有が子どもに対する母親の働きかけに及ぼす効果—絵本共有時間を増加させる介入による縦断的研究から—.発達心理学研究,23,170-179.
佐藤一樹・渡辺博子・西牟田敏之(2007).保育園・幼稚園・学校における小児アレルギー疾患の問題点と対処—公立中学校における喘息生徒の実態と患者教育の重要性—.日本小児アレルギー学会誌,21,33-37.
Scharloo, M., Kaptein, A.A., Weinman, J., Hazes, J.M., Willems, L.N., Bergman, W., & Rooijmans, H.G.(1998). Illness perceptions, coping and functioning in patients with rheumatoid arthritis, chronic obstructive pulmonary disease and psoriasis. Journal of Psychosomatic Research, 44, 573-585.
Schlosser, M., & Havermans, G.(1992). A self-efficacy scale for children and adolescents with asthma: Construction and Validation. Journal of Asthma, 29, 99-108.
Schmaling, K.B., Blume, A.W., & Afari, N.(2001). A randomized controlled pilot study of moti- vational interviewing to change attitudes about adherence to medications for asthma. Journal of Clinical Psychology in Medical Settings, 8, 167-172.
Schmidt, D.K., Fulwood, R., & Lenfant, C.(1999). The National Asthma Education and Prevention Program：Partnering with local asthma coalitions to implement the guidelines. Chest, 116, 235s-236s.
Shegog, R., Bartholomew, L.K., Czyzewski, D.I., Sockrider, M.M., Craver, J., Pilney, S., Mullen, P.D., Koeppl, P., Gold, R.S., Fernandez, M., & Abramson, S.L.(2004). Development of expert system knowledge base: A novel approach to promote guideline congruent asthma care. Journal of Asthma, 41, 385-402.
Shegog, R., Bartholomew, L.K., Parcel, G.S., Sockrider, M.M., Masse, L., & Abramson, S.L.(2001). Impact of computer-assisted education program on

factors related to asthma self-management behavior. Journal of the American Medical Informatics Association, 8, 49-61.

島岡要 (2010). やるべきことが見えてくる研究者の仕事術―プロフェッショナル根性論―. 羊土社, pp.24-26.

Skinner, B.F. (1938). The Behavior of Organisms: An Experimental Analysis. New York: Appleton-Century-Crofts.

Skinner, B.F. (1953a). Science and Human Behavior. New York: Free Press.

Skinner, B.F. (1953b). Some contributions of an experimental analysis of behavior to psychology as a whole. American Psychologist, 8, 69-78.

Skinner, B.F. (1958). Reinforcement today. American Psychologist, 13,94-99.

Skinner, C.S., Campbell, M.K., Rimer, B.K., Curry, S., Prochaska, J.O. (1999). How effective is tailored print communication?. Annals of Behavioral Medicine, 21, 290-298.

Sockrider, M.M., Abramson, S., Brools, E., Caviness, A.C., Pilney, S., Koerner, C., & Macias, C.G. (2006). Delivering tailored asthma family education in pediatric emergency department setting: a pilot study. Pediatrics, 117, S135-144.

Stinson, J., Wilson, R., Gill, N., Yamada, J., & Holt, J. (2009). A systematic review of internet-based self-management interventions for youth with health conditions. Journal of Pediatric Psychology, 34, 495-510.

Strinl, R.C., Mrazek, D.A., Fuhrmann, G.S., LaBrecque, J.F. (1985). Physiologic and psychological characteristics associated with deaths due to asthma in childhood: A case-controlled study. JAMA, 254, 1193-1198.

Strunk, R.C., Mrazek, D.A., Fuhrmann, G.S., & LaBrecque, J.F. (1985). Physiologic and psychological characteristics associated with deaths due to asthma in childhood. A case-controlled study. JAMA, 254, 1193-1198.

Sturdy, P.M., Victor, C.R., Anderson, H.R., Bland, J.M., Butland, B.K., Harrison, B.D., Peckitt, C., & Taylor, J.C. (2002). Mortality and severe Morbidity Working Group of National Asthma Task Force. Psychological, social, and health behavior risk factors for deaths certified as asthma: a national case-control study. Thorax, 57, 1034-1039.

杉本真樹 (2010). 携帯情報通信端末 iPhone/iPad がもたらす次世代医療. 看護学雑誌, 74, 18-23.

杉山祝子・中塔辰明・浦上経子・北村卓也・川村望・平櫛恵太・渡辺恭子・糸島達也 (2011). タブレット型携帯端末とオンラインストレージサービスを

用いた糖尿病教育システムの構築．糖尿病，54，851-855．
鈴木伸一（2007）．ストレス研究の発展と臨床応用の可能性．嶋田洋徳・鈴木伸一（編著）　学校，職場，地域におけるストレスマネジメント実践マニュアル．京都：北大路書房，pp.3-11．
高木麻里・宮下保子・亀田誠・土居悟・豊島協一郎・柚木茂喜（2005）．薬剤師による外来吸入療法指導の有用性の検討．日本小児難治喘息・アレルギー疾患学会誌，3，180-184．
高橋豊・渡辺徹・宇加江進・有賀正・堤裕幸・崎山幸雄（2012）．北海道の小児喘息患者2015例のJPACを用いたコントロール状況の検討．アレルギー，60，1395．
竹中晃二（1997）．予防措置としてのストレス・マネジメント教育．竹中晃二（編著）　子どものためのストレス・マネジメント教育—対症療法から予防措置への転換—．京都：北大路書房，pp.1-8．
竹中晃二（2002）．継続は力なり—身体活動・運動アドヒアランスに果たすセルフエフィカシーの役割—．体育学研究，47，263-269．
竹中晃二（2005）．プログラムづくりの軸．竹中晃二（編）身体活動の増強および運動継続のための行動変容マニュアル．ブックハウスHD，pp.58-59．
竹中晃二（2005）．トランスセオレティカル・モデルの概要．竹中晃二（監訳）高齢者の運動と行動変容—トランスセオレティカル・モデルを用いた介入—．ブックハウスHD，pp.37-53．
竹中晃二（2008）．行動変容　健康行動の開始・継続を促すしかけづくり　第7話　相互関係を基にした社会的認知理論．財団法人健康づくり・体力づくり事業財団，pp30-52．
竹中晃二・上地広昭（2002）．身体活動・運動関連研究におけるセルフエフィカシー測定尺度．体育学研究，47，209-222．
田辺恵子（1997a）．小児用Health Locus of Control尺度の信頼性・妥当性の検討．日本看護科学会誌，17，54-61．
田辺恵子（1998）．小児慢性疾患児のHealth Locus of Controlの測定—健常児との比較—．日本看護科学会誌，18，56-66．
田辺恵子（2001）．慢性疾患児のセルフケアに関する研究動向．特殊教育学研究，38，29-35．
田辺久美子・奥田昌子・杉谷美奈子・谷口良子（2007）．乳幼児における内服状況の調査及び内服指導の効果—内服薬データベースを用いて—．日本看護学会論文集：小児看護，37，257-259．
津谷喜一郎・元雄良治・中山健夫（2010）．CONSORT 2010声明　ランダム

化並行群間比較試験報告のための最新版ガイドライン．薬理と治療, 38, 939-947.
都築知香枝・石黒彩子・浅野みどり・三浦清世美・山田知子・奈良間美保 (2006)．アトピー性皮膚炎の子どもを持つ母親の育児ストレス．日本小児看護学会誌, 15, 25-31.
Terpstra, J.L., Chavez, L.J., & Ayala, G.X. (2012). An intervention to increase caregiver support for asthma management in middle school-aged youth. Journal of Asthma, 49, 267-274.
Thoresen, C.E., & Kirmil-Gray, K. (1983). Self-management psychology and the treatment of childhood asthma. American Academy of Allergy and Clinical Immunology, 72, 596-606.
Thorpe, C.T., Fahey, L.E., Johnson, H., Deshpande, M., Thorpe, J.M., Fisher, E.B. (2013). Facilitating healthy coping in patients with diabetes: a systematic review. The Diabetes Educator, 39, 33-52.
Tobin, D.L., Wigal, J.K., Winder, J.A., Holroyd, K.A., & Creer, T.L. (1987). The 'asthma self-efficacy scale'. Annals of Allergy, 59, 273-277.
Tola, H.H., Shojaeizadeh, D., Tol, A., Garmaroudi, G., Yekaninejad, M.S., Kebede, A., Ejeta, L.T., Kassa, D., & Klinkenberg, E. (2016). Psychological and Educational Intervention to Improve Tuberculosis Treatment Adherence in Ethiopia Based on Health Belief Model: A Cluster Randomized Control Trial. PLoS One, 11;11(5): e0155147. doi: 10.1371/journal.pone.0155147.
Tousman, S., Zeitz, S., & Bristol, C.M. (2002). A cognitive behavioral approach to asthma patient education. Advance for Managers of Respiratory Care, 11, 47-50.
Tousman, S., & Zeitz, S. (2003). A model for changing human health behavior: Application to asthma management. Advances of Psychosomatic Medicine, 24, 86-97.
豊田秀樹編著 (2009)．検定力分析入門．東京図書, pp.136-191.
Ulrik, C., Backer, V., Soes-Petersen, U., Lange, P., Harving, H., & Plaschke, P. (2006). The patient's perspective: Adherence or non-adherence to asthma controller therapy?. Journal of Asthma, 43, 701-704.
内田雅代・中村美保・武田淳子・古谷佳由理・中島光惠・兼松百合子・河野陽一 (1994)．気管支喘息児の日常生活，ストレス，ソーシャルサポートについて．千葉大学看護学部紀要, 16, 119-122.

Vaughn, B.E., & Bost, K.K. (1999). Attachment and Temperament: Theory, Research, and Clinical Applications. New York: Guilford.
Wade, S.L. (2004). Commentary: Computer-based interventions in pediatric psychology. Journal of Pediatric Psychology, 29, 269-272.
Wallerstein, N., & Bernstein, E. (1994). Introduction to community empowerment, participatory education, and health. Health Education Quarterly, 21, 141-148.
Wallston, B.S., & Wallston, K.A. (1978). Locus of control and health: a review of the literature. Health Education Monographs, 6, 107-117.
Wang, Y., Zang, X.Y., Bai, J., Liu, S.Y., Zhao, Y., & Zhang, Q. (2014). Effect of a Health Belief Model-based nursing intervention on Chinese patients with moderate to severe chronic obstructive pulmonary disease: a randomised controlled trial. Journal of Clinical Nursing, 23, 1342-1353.
Wanyonyi, K.L., Themessl-Huber, M., Humphris, G., & Freeman, R. (2011). A systematic review and meta-analysis of face-to-face communication of tailored health messages: Implications for practice. Patient Education and Counseling, 85, 348-355.
Wantland, D.J., Portillo, C.J., Holzemer, W.L., Slaughter, R., McGhee, E.M. (2004). The effectiveness of Web-based vs. non-Web-based interventions: a meta-analysis of behavioral change outcomes. Journal of Medical Internet Research. 6, e40.
渡辺博子・勝沼俊雄・近藤直実・赤澤晃・大矢幸弘 (2008). 小児気管支喘息養育者QOL (QOLCA-24) の開発. アレルギー, 57, 1302-1316.
渡辺正樹 (1985). Health Locus of Controlによる保健行動予測の試み. 東京大学教育学部紀要, 25, 299-307.
Wigal, J.K., Stout, C., Winder, J.A., McConnaughy, K., Creer, T.L., & Kotses, H. (1993). The knowledge, attitude, and self-efficacy asthma questionnaire. Chest, 104, 1144-1148.
Willey, C.E. (1999). Behavior-changing methods for improving adherence to medication. Current Hypertensive Reports, 1, 477-481.
Williams, I.C., Utz, S.W., Hinton, I., Yan, G., Jones, R., & Reid, K. (2014). Enhancing diabetes self-care among rural African Americans with diabetes: results of a two-year culturally tailored intervention. The Diabetes Educator, 40, 231-239.
Wong,D., & Baker,C. (1988). Pain in children: Comparison of assessment

scales. Pediatric Nursing, 14, 9-17.
Wood, B.L., Klebba, K.B., & Miller, B.D.（2000）. Evolving the biobehavioral family model: The fit of attachment. Family Process, 39, 319-344.
World Health Organization（2003）. Adherence to Long-term Therapies: Evidence for Action. 検索日 2016 年 11 月 9 日，http://apps.who.int/iris/bitstream/10665/42682/1/9241545992.pdf
Wright, R.J., Rodriguez, M., & Choen, S.（1998）. Review of psychosocial stress and asthma: an integrated bio-psychosocial approach. Thorax, 53, 1066-1074.
Wyatt, T.H., & Hauenstein, E.J.（2008）. Pilot testing Okay with Asthma: an online asthma intervention for school-age children. Journal of School Nursing, 24, 145-150.
安本卓也・堀田法子（2010）．慢性疾患患児の服薬行動に影響する要因の検討．小児保健研究，69，302-310.
山崎勝之・藤井誠治・内田香奈子・勝間理沙（2009）．学校でできる心理学を取り入れた生活習慣病予防プログラム．東山書房，pp.192-198.
山津幸司・足達淑子・熊谷秋三（2010）. Information Communication Technology を活用した身体活動介入プログラムに関する研究．健康科学，32，31-38.
Yawn, B.P., Algratt-Bergstrom, P.J., Yawn, R.A., Wollan, P., Greco, M., Gleason, M., & Markson, L.（2000）. An in-school CD-ROM asthma education program. Journal of School Health, 70, 153-159.
Yilmaz, O., Eroglu, N., Ozalip, D., & Yuksel, H.（2012）. Beliefs about medications in asthmatic children presenting to emergency department and their parents. Journal of Asthma, 49, 282-287.
Yorke, J., Fleming, S.L., Shuldham, C.（2007）. A systematic review of psychological interventions for children with asthma. Pediatric Pulmonology, 42, 114-124.
吉田三紀（2003）．気管支喘息患児と母親の心理特性．小児保健研究，62，341-349.
吉田之範・岡田正幸・白樫麻紀・錦戸知喜・亀田誠・高松勇・川戸明子・土居悟（2008）．自己効力感の向上によって服薬の継続が可能となった 1 例．日本小児難治喘息・アレルギー疾患学会誌，6，257-261.
吉田裕美（2011）．小児看護におけるセルフケア能力を高める指導　気管支喘息を繰り返す思春期前期の患児との関わりを振り返って．川崎市立川崎病院事例研究集録，13 回，5-8.

吉田洋子・龍知子・大久保美枝・斉藤伸子・伊賀律子(2004).絵本を用いたプリパレーションに対する子どもと家族の反応.日本小児看護学会誌, 13, 21-25.

索　引

アルファベット

CASES　64-65, 67-68, 134
ICT　36-37
JPAC　134
P-CASES　70-71, 73, 161
SE 尺度　64
TTM　10, 16, 34

あ　行

アドヒアランス　2-3, 22
アレルギー疾患　i
意志決定バランス　12
意図　10
医療従事者用フィードバック　194
影響要因　80-82
恩恵感（Pros）　12

か　行

学習理論　4
環境整備　24
観察学習　7
患者教育　ii, 1-2, 24-25, 29, 32, 36, 43
患児用テイラー化教育プログラム　117, 160, 190
強化　4, 7, 29
計画的行動理論　10
健康信念モデル　8, 16, 33
健康心理学　214, 216
行動科学　3, 16, 32-35, 52, 203
行動変容プロセス　11
行動変容モデル　4
行動理論　4
呼気一酸化窒素濃度　135
個別化　40-41
個別テイラリング　40

コンピュータテイラリング　40
コンプライアンス　2-3

さ　行

自己効力感　5
自己制御　15, 17
自己統制　15
社会的認知理論　5, 16, 34-35, 51, 107
小児喘息　ii, 21-24, 29, 32
小児用健康統制位置尺度　134
情報動機づけ行動スキルモデル　14, 17
正の強化　5
セルフ・エフィカシー（Self-Efficacy：SE）　5, 7-8, 13, 17, 35-36, 52
セルフモニタリング　7
喘息知識　135

た　行

態度　10
ターゲット化　38
テイラー化　33, 38-41, 52, 107, 216
　——介入　41-42
　——教育　105
　——教育プログラム　iii, 103, 108, 117, 133, 217
　——コミュニケーション　39
　——フィードバック　117, 123, 137
　——フィードバックプリント　194
　——フィードバックメッセージ　163
　——メッセージ　42
テイラリング　40
トランスセオレティカル・モデル　10, 33

な　行

内容適合度　40-41

は 行

パイロットスタディ　103, 127, 129
万能サイズアプローチ　38
フィードバック　40
服薬アドヒアランス　134, 161
負担感（Cons）　12, 134
負の強化　5
プログラム開発の3次元軸　104
ヘルスコミュニケーション　39
変容ステージ　11
保護者用テイラー化教育プログラム　121, 183, 190

ま 行

慢性疾患　i
　——患者　1
目標設定　7
問題解決スキル　9
問題解決法　9

ら 行

理論・モデル　3, 16, 32, 34-35, 52
レディネス　11

Patient Education on Childhood Asthma:
Health Psychological Approach for Children and Families

IIO Misa

Chronic diseases not only lead to death, but they also have a great influence on patients—sequelae and poorer quality of life due to symptoms. Allergic diseases include bronchial asthma, atopic dermatitis, and food allergies; these are chronic diseases that often occur in childhood. One in three children has some allergic disease, and many children suffer from asthma. Patients with chronic diseases are required to learn self-management over the long-term, and patient education by medical staff is performed to carry out self-management behavior. It is important to provide support through patient education to children with asthma and their parents. However, patient education for childhood asthma in Japan is not sufficiently practiced to support changes in the self-management behavior of children and parents, and a patient education method for childhood asthma has not been established.

The aim of this book was to provide (1) fundamental knowledge from previous studies about patient education on childhood asthma, based on theoretical frameworks in psychology; (2) multifaceted consideration including psychological factors related to behavior change and behavioral continuation; and (3) suggestions for a new patient education method incorporating the theories and models of information communication technology and behavioral science and its educational effect from the standpoint of pediatric nursing and health psychology.

Part one: The concept, definition, and basic points of patient education in chronic diseases were introduced. In addition, the theoretical framework used patient education and supported self-management. Moreover, the framework provided examples of the applications of theories and models in patient education of chronic diseases.

Part two: The current status of patient education on childhood asthma was reviewed by multiple studies. First, the applicability of behavioral science theories and models to patient education on childhood asthma was based on the findings of previous studies. As a result, social cognitive theory was the most widely applied theory in patient education on childhood asthma. Self-efficacy, a component of social cognitive theory, is an important psychological variable in the long-term management of childhood asthma. As a result of examining related studies in our country, it was pointed out that there is no evaluation scale of self-efficacy that is usable in a clinical situation. Finally, in recent years, the overview of research trends on education for children with asthma using Information-Communication-Technology, which has drawn attention in the field of patient education for disease management, has been reviewed. Among others, the effectiveness of the tailored intervention, which is a method to adapt to the characteristics and behavioral factors of participants, was shown.

Part three: The scale of self-efficacy for children with asthma and their parents in long-term management was developed. In addition, the role of self-efficacy in long-term management of children with asthma and their parents was a variable that predicted the burden of asthma management and asthma symptoms control.

Part four: The influence factors of asthma management required for practicing patient education on childhood asthma were taken from the findings of previous studies. Subsequently, the factors influencing the long-term management of behavior of school-age children with asthma and parents were clarified.

Part five: Tailored education programs that applied social cognitive theory to the influence factors clarified in Chapter 4 and the findings of previous studies on school-age children with asthma and their parents were developed. The pre-test was performed on each tailored program.

Part six: The developed tailored programs were examined by randomized controlled trials on children with asthma and their parents. As a result of the educational effects, the asthma knowledge and self-efficacy of children and their parents were increased. In addition, asthma symptoms reduced and quality of life improved.

Part seven: The developed tailored programs in part five were modified and improved. It was suggested that the modified tailored programs were practical for both children with asthma and their parents.

This book will contribute to providing practical knowledge and wisdom in patient education on chronic diseases such as atopic dermatitis and diabetes, as well as asthma.

著者紹介

飯尾 美沙（いいお みさ）

1982年愛媛県出身。
2005年川崎医療福祉大学医療福祉学部保健看護学科卒業。2013年早稲田大学大学院人間科学研究科博士後期課程修了。博士（人間科学）。
看護師・保健師・専門健康心理士。関東学院大学看護学部看護学科助教。
2012年度早稲田大学小野梓記念学術賞受賞，2013年一般社団法人日本健康心理学会本明記念賞受賞，2013年日本小児アレルギー学会誌優秀論文賞受賞。
専門は，小児看護学，健康心理学，小児アレルギー，患者教育。
主な論文：

Iio, M., Hamaguchi, M., Narita, M., Takenaka, K., & Ohya, Y. 'Tailored education to increase self-efficacy for caregivers of children with asthma: A randomized controlled trial', Computer Informatics Nursing, Vol.35, No.1, 2017. pp.36-44.

飯尾美沙，前場康介，島崎崇史，大矢幸弘，竹中晃二．'気管支喘息患児の長期管理に対する保護者用セルフ・エフィカシー尺度の開発'，健康心理学研究，25巻1号，2012. pp.64-73.

早稲田大学エウプラクシス叢書 5

小児気管支喘息の患者教育
―子どもと家族への健康心理学的アプローチ―

2017年8月10日　　初版第1刷発行

著　者 ………………　飯尾 美沙
発行者 ………………　島田 陽一
発行所 ………………　株式会社 早稲田大学出版部
　　　　　　　　　　　169-0051 東京都新宿区西早稲田 1-9-12
　　　　　　　　　　　電話 03-3203-1551　　http://www.waseda-up.co.jp/
校正協力 ……………　株式会社 ライズ
装　丁 ………………　笠井 亞子
印刷・製本 …………　株式会社 平文社

© 2017, Misa Iio. Printed in Japan　　ISBN978-4-657-17803-9
無断転載を禁じます。落丁・乱丁本はお取替えいたします。

刊行のことば

　1913（大正2）年、早稲田大学創立30周年記念祝典において、大隈重信は早稲田大学教旨を宣言し、そのなかで、「早稲田大学は学問の独立を本旨と為すを以て　之が自由討究を主とし　常に独創の研鑽に力め以て　世界の学問に裨補せん事を期す」と謳っています。

　古代ギリシアにおいて、自然や社会に対する人間の働きかけを「実践（プラクシス）」と称し、抽象的な思弁としての「理論（テオリア）」と対比させていました。本学の気鋭の研究者が創造する新しい研究成果については、「よい実践（エウプラクシス）」につながり、世界の学問に貢献するものであってほしいと願わずにはいられません。

　出版とは、人間の叡智と情操の結実を世界に広め、また後世に残す事業であります。大学は、研究活動とその教授を通して社会に寄与することを使命としてきました。したがって、大学の行う出版事業とは大学の存在意義の表出であるといっても過言ではありません。これまでの「早稲田大学モノグラフ」、「早稲田大学学術叢書」の2種類の学術研究書シリーズを「早稲田大学エウプラクシス叢書」、「早稲田大学学術叢書」の2種類として再編成し、研究の成果を広く世に問うことを期しています。

　このうち、「早稲田大学エウプラクシス叢書」は、本学において博士学位を取得した新進の研究者に広く出版の機会を提供することを目的として刊行するものです。彼らの旺盛な探究心に裏づけられた研究成果を世に問うことが、他の多くの研究者と学問的刺激を与え合い、また広く社会的評価を受けることで、研究者としての覚悟にさらに磨きがかかることでしょう。

　創立150周年に向け、世界的水準の研究・教育環境を整え、独創的研究の創出を推進している本学において、こうした研鑽の結果が学問の発展につながるとすれば、これにすぐる幸いはありません。

　　　　　　　　　　　　　　　　　　　　　　　　　　2016年11月

　　　　　　　　　　　　　　　　　　　　　　　　　　早稲田大学